Rafaela Reyes García
Mercedes Gonzales Moya
Laura Abreu Reyes

# Control de las coronariopatías

Rafaela Reyes García
Mercedes Gonzales Moya
Laura Abreu Reyes

# Control de las coronariopatías

## Programa educativo para el control del as coronariopatías

PUBLICIA

**Imprint**



Cover image: www.ingimage.com

Publisher:
PUBLICIA
is a trademark of
Dodo Books Indian Ocean Ltd. and OmniScriptum S.R.L publishing group

120 High Road, East Finchley, London, N2 9ED, United Kingdom
Str. Armeneasca 28/1, office 1, Chisinau MD-2012, Republic of Moldova, Europe
Printed at: see last page
**ISBN: 978-3-639-55854-8**

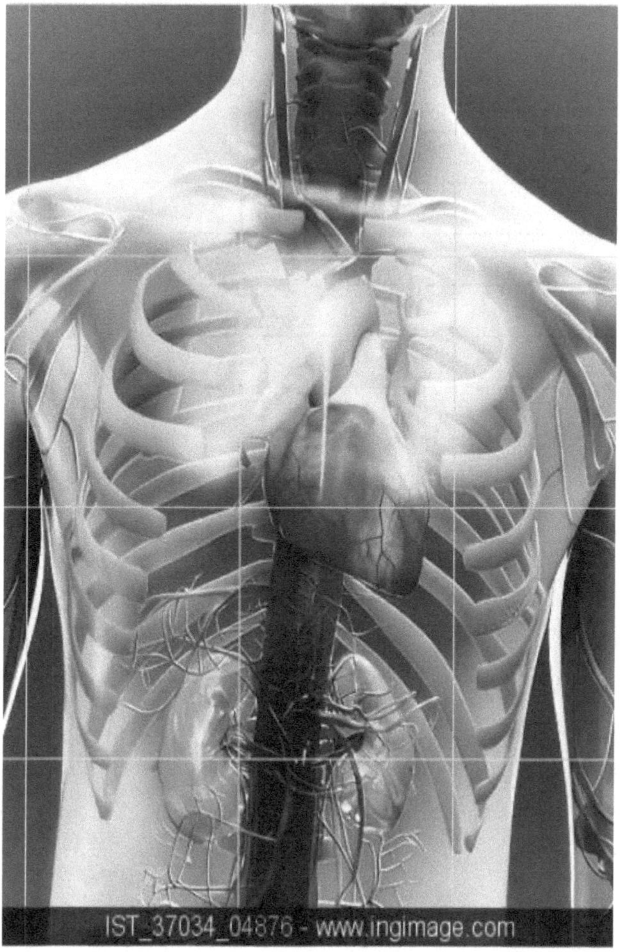


**Título:** Programa para el control de las coronariopatías.


**Autor principal:**

1. Rafaela Reyes García, Dra.

**Co-Autores:**

1. Mercedes Gonzales Moya, MsC.
2. Laura Abreu Reyes, Est. Med.

Resumen

Índice.

**Subtítulo:** Programa en adultos mayores con coronariopatías para el control de los factores de riesgo modificables. CMF # 6.

Resumen:

**Introducción:** Las temáticas acera de coronariopatías son pertinentes tales como la cardiopatía isquémica es una de las enfermedades crónicas más prevalentes de los países desarrollados y de Cuba, donde originan la mayor parte de la morbimortalidad en adultos mayores. **Objetivo:** Determinar la efectividad de un programa educativo en adultos mayores con coronariopatías para el control de los factores de riesgos modificables del CMF# 6 de Esperanza ¨Mario Muñoz Monroy¨, de octubre 2018 a febrero 2021. **Metodología:** Para determinar la efectividad se realizó una investigación de tipo cuasi-experimental, prospectivo, el universo estuvo constituido por 37 pacientes dispensarizados, seleccionados por muestreo no probabilístico. Sé operacionalizaron las variables de estudio. El diseño del programa educativo constó de tres etapas. Sé aplicaron encuestas similar a la evaluación inicial, sé pudo procesar, analizar los datos y comparar el nivel de información antes y después. **Resultados:** Los pacientes del grupo de estudio se caracterizaron por tener una edad promedio de 77,7 años, predominio del sexo masculino, nivel de escolaridad primario; incremento de la adherencia terapéutica y hábitos de vida saludables; educación higiénico-dietética; control de las cifras de presión arterial; la eliminación del consumo de tabaco y alcohol, reducción del número de ingresos en la atención secundaria de salud; mejoraron la actividad física, lograron el control del peso corporal, y de las cifras de tensión arterial, aumentaron el nivel de información; redujeron el consumo de tabaco y de alcohol; y disminuyeron el número de ingresos en la atención secundaria de salud. **Conclusión:** el programa educativo fue efectivo; existe relación significativa entre la poca percepción en los pacientes de su enfermedad y el control de los factores de riesgo modificables asociados a la enfermedad. Sugerimos realizar intervención educativa personalizada a los adultos mayores con coronariopatía muy beneficiosas para su autocuidado.

Palabras clave: coronariopatías, adulto mayor, programa, educativo, nivel de información, riesgo.


ABSTRACT:

**Introduction:** The theme around coronariopathy are relevant chalenyer such as the ischemic cardiopathy is one of the chronic more prevalent illnesses of the developed countries and of Cuba, where originate the majority of the morbidity and mortality in patient's elderly. **Objective:** In order to determiner the effectiveness of an educational program in the elderly suffering from coronariopathy for the control for modifiable the risks factors belonging Doctor's Office # 6, Health center "Mario Muñoz Monroy", Esperanza Town, since October 2018 to February 2021. **Methodology:** the Medical´s Family staff assessment this effectiveness achievement an investigation of type quasi - experiment, prospective, the universe was constituted by 37 taken a census of patient's elder of them selected on a no probabilistic way conformed the sample. the educational program consisted of three stages. Applied two inquest, similar to the begining evaluation; could of the statistically analyze compare to the level of information before and after. **Results:** the study patients group were characterized had an age mediate 77.7 years old; The sex predominance were male elder; level of primary schooling; to improved the physical Activities; achieved the controlled of weight and also the blood pressure values; increased the level of information; reduced the consumption of tobacco and alcohol; and decreased in patients sick admitted in a hospital ward. **Concluded:** the educational program was effective, exists significant related between the poor perception of patient sick and the control of modifiable risk factors associated. R**ecommended** check up in right personalized educational intervention towards themself-care.

Key words: coronariopathy, elderly, programs, educational, level of information, risk.

Los autores de este manuscrito declaran que:

Todos ellos han participado en su elaboración y no tienen conflictos de intereses.

La investigación se ha realizado siguiendo las pautas éticas internacionales para la investigación relacionada con la salud con seres humanos elaboradas por el Consejo de Organizaciones Internacionales de las ciencias médicas (CIOMS) en colaboración con la Organización Mundial de la salud (OMS).

El manuscrito es original y no contiene plagio.

El manuscrito no ha sido publicado en ningún medio y no esta en proceso de revisión en otra revista.

Han obtenido los permisos para la imagen y gráficos utilizados.

Han preservado las identidades de los pacientes.

# INTRODUCCIÓN

Actualmente, uno de los retos que enfrenta la humanidad es el incremento considerable de la población adulta. Las enfermedades crónicas no trasmisibles han aumentado su incidencia en los últimos años, sobre todo en los ancianos, y se encuentran entre las primeras causas de morbimortalidad de muchos países. Las enfermedades cardiovasculares (ECV) constituye un ejemplo de gran significación dentro de este grupo de afecciones. [1]

Las enfermedades cardiovasculares son la principal causa de discapacidad y de muerte prematura en todo el mundo, y contribuyen sustancialmente al aumento de los costos de la atención de salud. La lesión anatomopatológica fundamental es la aterosclerosis, que se presenta con el transcurso de los años y suele estar avanzada cuando aparecen los síntomas, en general en la madurez. A menudo se producen repentinamente episodios coronarios y cerebrovasculares agudos, y con frecuencia son mortales antes de que pueda prestarse atención médica. Se ha demostrado que la modificación de los factores de riesgo reduce la mortalidad y la morbilidad en personas con enfermedades cardiovasculares, diagnosticadas o no. [2]

Una de las tres principales causas de años de vidas potencialmente perdidos actualmente es la cardiopatía isquémica. En las sociedades desarrolladas el envejecimiento, la obesidad y los estilos de vida poco saludables provocan un aumento gradual de las enfermedades cardiovasculares.[3-4]

La cardiopatía isquémica, específicamente, está considerada una de las causas más frecuentes de discapacidad y mortalidad en los países occidentales, por lo cual se realizan continuos esfuerzos para mejorar la identificación de los pacientes con alto riesgo de sufrir un evento coronario agudo. [5-6]

La aterosclerosis coronaria está íntimamente relacionada con determinados hábitos de vida y ciertas características personales. Son los llamados factores de riesgo, pues su presencia se asocia a una probabilidad aumentada de padecer dicha enfermedad y sus consecuencias. Entre estos factores se encuentran los que no se pueden modificar (herencia genética, edad y sexo) y los modificables (hipercolesterolemia, hipertensión arterial, diabetes mellitus, tabaquismo, obesidad, sedentarismo y alcoholismo).[7]

El aspecto más importante es que la transformación favorable de los factores modificables se asocia a una reducción en el número de eventos isquémicos, tanto si se inicia antes de la aparición de las primeras manifestaciones clínicas (prevención primaria), como después (prevención secundaria).[8-9]

La hipertensión arterial aumenta el riesgo de una persona de tener trastornos en las arterias coronarias, en particular a medida que la persona envejece. La tensión arterial se modifica prácticamente con las mismas medidas que para disminuir el colesterol en sangre. Los fumadores tienen más del 50% riesgo de enfermedad coronaria que aquellos que no fuman. El fumar aumenta los niveles de monóxido de carbono en la sangre lo que causa daño en el endotelio de los vasos sanguíneos. El tabaco también aumenta la adhesividad de las plaquetas circulantes. El abandono del hábito tabáquico siempre mejora el estado de salud. La diabetes mellitus aumenta el riesgo de coronariopatías, especialmente en mujeres, porque la enfermedad aumenta la adhesividad de las plaquetas y aumenta el nivel de colesterol sanguíneo. El enfoque es controlando los niveles de glucemia se puede mejorar la evolución de la cardiopatía isquémica. Para algunos autores la diabetes es un factor de riesgo modificable. Los anticonceptivos orales se asocian con una mayor incidencia de infartos de miocardio, especialmente en mujeres fumadoras. [10-11]

Antes del siglo XX, las infecciones y la desnutrición eran las causas más frecuentes de mortalidad en todo el mundo y únicamente un 10% de los fallecimientos eran provocados por la enfermedad cardiovascular. En la actualidad, las enfermedades cardiovasculares se han convertido en la epidemia dominante ya que se atribuyen aproximadamente al 30% de las muertes en todo el mundo. Esta cifra es cercana al 40% en los países desarrollados y alrededor de 28% en aquellos en vías de desarrollo. Esta diferencia es debida, entre otras causas, al proceso de migración del campo a las ciudades, a la industrialización y especialmente, al estilo de vida. [12]

Las enfermedades cardiovasculares constituyen un serio problema epidemiológico en el mundo contemporáneo; aproximadamente 17 millones de personas mueren cada año por infarto agudo de miocardio (IAM) y accidente cerebrovascular. Se ha estimado que la carga epidemiológica de estas afecciones aumentará a 57 % para el 2020 y 50 % de las muertes por enfermedades no transmisibles se deberá a estas afecciones.[13]

La enfermedad isquémica coronaria alcanza actualmente proporciones epidémicas, y según cifras de la Organización Mundial de la Salud (OMS), es responsable de un tercio de las muertes entre varones de 45 y 54 años de edad, y de 4 mujeres por cada 10 varones en todos los grupos de edades. [14-15]

En Europa, las enfermedades cardiovasculares provocan un coste total de 196.000 millones de euros anuales, aproximadamente el 54% de la inversión total en salud, y da lugar a un 24% de las pérdidas en productividad. La prevalencia de la enfermedad cardiovascular es variable, desde un 33% en el Reino Unido hasta un 27% y 9% en Turquía y Hungría, respectivamente. [16]

En España, por su parte, un estudio demostró que el 4,9% de la población mayor de 40 años ha sufrido un síndrome coronario agudo y 2,6% tiene con seguridad angina estable, siendo la enfermedad coronaria la primera causa de muerte en los diferentes grupos de edades. [17]

En la India la enfermedad cardiovascular es la principal causa de muerte. En este país un tercio de las muertes durante el año 2014 se debieron a una enfermedad cardiovascular, cifra que se espera aumentará a dos millones para el año 2020. [18]

En Estados Unidos se notifican 17 600 000 adultos con enfermedades cardiovasculares, de estos 10 200 000 tienen angina de pecho y 8 500 000 ha sufrido un infarto agudo de miocardio; cada año 213 000 fallecen, 7 855 000 experimentarán nuevos eventos isquémicos y 470 000 tendrán recurrencia de estos eventos.[19]

En América Latina la situación es muy compleja pues alrededor de 40% de las muertes se producen prematuramente. En el Perú el 15.5% de muertes son de origen cardiovascular. Más de 4 mil personas mueren cada año debido a que han presentado infarto agudo del miocardio, según información estadística en Lima cada día se producen entre 4 y 5 eventos, siendo usualmente la población más afectada adultos mayores de sexo femenino. La población mayor de 60 años era más propensa de sufrir un infarto, sin embargo, ahora se observa personas entre 30 y 40 años con problemas de tipo coronario, cambiando así la tendencia. [20]

En Colombia se registraron 628 630 muertes por enfermedad cardiovascular entre los años 1998 y 2011, siendo más de la mitad atribuibles a cardiopatía isquémica. Estudios al respecto han demostrado que desde el 2005 la cardiopatía isquémica es la primera causa de pérdida de salud expresada como años de vida ajustados por discapacidad. [21]

La prevención cardiovascular continúa siendo uno de los grandes retos de nuestra sociedad, por la gran morbimortalidad que generan. El control de los factores de riesgo cardiovascular es un elemento imprescindible para la prevención primaria y secundaria de la enfermedad cardiovascular.Dichos factores interactúan entre sí de forma que la suma de varios de ellos tiene un efecto multiplicativo sobre el riesgo global, de modo que los individuos con varios factores tienen un riesgo mayor de enfermedad cardiovascular que los que presentan un único factor. [22-23-24]

En el último quinquenio las enfermedades del corazón han ocupado el primer lugar como causa de mortalidad en Cuba. [25-28]

En Cuba, las enfermedades del corazón constituyen la primera causa de muerte en ambos sexos, ascendiendo a 12,6los años de vida potencialmente perdidos, como consecuencia de estas enfermedades, ocurriendo estas muertes justo en el momento de mayor productividad de la vida, cuando el impacto económico y social es más sustantivo, con una tasa de mortalidad por esta causa que se ha incrementado desde valores de 181,1 por 100 000 habitantes en el 2000, hasta 238,1 por cada 100 000 habitantes en el año 2020. Se presenta sobremortalidad femenina, para la insuficiencia cardíaca y para las enfermedades reumáticas crónicas del corazón.En la provincia de Villa Clara, la mortalidad por enfermedades del corazón fue de 238,5 por 100 000 habitantes en el año 2020, siendo una de las tasas más elevadas del país. [28]

El diagnóstico temprano de la cardiopatía isquémica conlleva a un tratamiento más efectivo y a una reducción de las complicaciones y la mortalidad.Teniendo en cuenta la alta carga que implica esta enfermedad, es importante considerar nuevas estrategias para manejar esta patología que parece no discriminar, deteriorando la salud de las personas globalmente y que, debido a los distintos cambios demográficos y la adopción de estilos de vida menos saludables, amenaza con aumentar su incidencia.[29]

**Justificación:**

El estudio aborda una temática de actualidad, pues la cardiopatía isquémica es una de las enfermedades crónicas más prevalentes de los países desarrollados y de Cuba, donde originan la mayor parte de la morbimortalidad en adultos mayores y cuya prevalencia continúa en aumento. Si además se considera el envejecimiento poblacional, y la consecuente prórroga de las edades de jubilación, lo expuesto cobra aún más importancia, pues la etapa laboralmente activa de los sujetos afectados por estas enfermedades se prolonga. Por tanto, se hace imprescindible optimizar la atención de este cuantioso grupo poblacional, haciendo que el aumento de la calidad de vida del adulto mayor, sea una prioridad para el Sistema de Salud Pública de Cuba.

Desde el punto de vista epidemiológico, la importancia del problema de la cardiopatía isquémica es de primera magnitud por su elevada frecuencia, consumo de recursos y mortalidad. El aumento de la carga de enfermedad, unido al desarrollo tecnológico, aumenta el coste total de la atención al paciente. En un escenario de recursos limitados, es necesario administrarlos de la forma más eficiente posible.La prevención primaria de las enfermedades cardiovasculares se centra en el control de los factores de riesgo, elementos asociados a la incidencia y mortalidad por estas enfermedades.

El desarrollo de medidas preventivas sería una conducta racional que salvaría vidas, disminuiría la morbilidad asociada (con la consecuente mejoría en la calidad de vida), y ahorraría recursos económicos. Esta situación hace necesario una más efectiva prevención, control y seguimiento de pacientes con coronariopatías, disminuyendo tanto la incidencia, como el riesgo de futuros eventos vasculares agudos que comprometan la vida del paciente, o disminuyan su calidad de vida.

Se hace necesaria la ejecución de nuevos estudios que aporten nuevas perspectivas de análisis de los factores de riesgos modificables en adultos mayores con coronariopatías, aprovechando los beneficios de la Atención Primaria de Salud.

**Situación Problémica:**

La situación de las enfermedades cardiovasculares en el mundo ha pasado por distintas fases, en correspondencia con el desarrollo socioeconómico de los países y el aumento en la incidencia de distintos factores de riesgo. La enfermedad del corazón es la enfermedad crónica más prevalente de los países desarrollados y de Cuba, donde originan la mayor parte de la morbimortalidad en adultos mayores y cuya prevalencia continua en aumento.

En el municipio de Ranchuelo al igual que en el área de salud correspondiente al CMF # 6 del Policlínico "Mario Muñoz Monroy" se ha observado un aumento en el ritmo de progresión de la ateroesclerosis debido a un régimen alimentario no saludable e inactividad física (que en combinación dan lugar a la obesidad), consumo de tabaco, presión arterial elevada (Hipertensión Arterial), concentración anormal de lípidos en sangre (Dislipidemia) e Hiperglucemias (Diabetes Mellitus) así como un deficiente nivel de información sobre el adecuado control de los factores de riesgo modificablesde los pacientes con coronariopatías lo que favorece en múltiples ocasiones su descompensación, de ahí la motivación para la realización de esta investigación, y se plantea el siguiente **problema científico:**

¿Cómo mejorar el control de los factores de riesgo modificables en adultos mayores afectados con coronariopatías del CMF # 6 de Esperanza. Octubre 2018 a Febrero 2021?

**Hipótesis:**

El programa educativo en adultos mayores afectados con coronariopatía del CMF# 6 de Esperanza posibilita el control de los factores de riesgo modificables como incrementar la actividad física, control del peso corporal, controlar las cifras de tensión arterial, limitar el consumo de sal en la dieta, reducir el consumo de tabaco y de alcohol, mejorar el nivel de información, lograr una evolución clínica favorable, así como disminuir el número de ingresos en la atención secundaria de salud, en los pacientes estudiados en el período de octubre 2018 a febrero 2021.

# OJETIVO GENERAL

Determinar la efectividad de un programa educativo en adultos mayores con coronariopatías para el control de los factores de riesgos modificables. Consultorio Médico de la familia # 6 de Esperanza, de octubre 2018 a febrero 2021.

# OBJETIVOS ESPECÍFICOS

1) Caracterizar las variables sociodemográficas relacionadas con los adultos mayores afectados con coronariopatías.
2) Describir los factores de riesgos modificables asociados a la coronariopatía presentes en la población en estudio.
3) Diseñar un programa educativode acuerdo al diagnóstico realizado.
4) Establecer relación entre la aplicación de la intervención educativa y el control de los factores de riesgo modificables asociados a la coronariopatía en los pacientes estudiados.

# MARCO TEÓRICO

En términos de estadística y epidemiología, riesgo es sencillamente una expresión de probabilidad. Suele significar, pero no de modo invariable, la probabilidad de un suceso adverso, como una enfermedad, lesión o muerte. [30]

Un factor de riesgo es una característica personal o ambiental, medible u observable, cuya presencia se asocia con el incremento de la probabilidad de ocurrencia de una enfermedad, y que debe estar presente antes de la aparición de dicha enfermedad. Esta asociación no tiene que ser, necesariamente, de tipo causal, pues no implica que cuando esté presente el factor de riesgo, siempre se produzca la enfermedad, sino que las personas con dichos factores de riesgo tienen una mayor probabilidad de desarrollar la enfermedad en comparación con aquellas sin el factor de riesgo. [31-32]

La Isquemia miocárdica es la enfermedad multifactorial en la que hay un desequilibrio de energía en el miocardio entre la oferta y la demanda. En consecuencia, la fibra muscular pierde la capacidad de contracción. En la actualidad, se sabe que este daño puede ser reversible; incluso en caso de necrosis establecida existen grupos musculares con capacidad de contracción si se restablece el aporte sanguíneo. Las presentaciones clínicas incluyen la isquemia silente, angina de pecho estable, angina inestable, infarto agudo de miocardio, insuficiencia cardiaca y muerte súbita. Todos comparten una base fisiopatológica común, donde la progresión o ruptura de una placa ateromatosa es el principal acontecimiento anatomopatológico en el 50 a 70 % de los pacientes. [6-29-32]

La aterosclerosis coronaria es el proceso subyacente responsable de las manifestaciones clínicas de la cardiopatía isquémica. Se trata de un proceso activo en la pared arterial, caracterizado por una reacción inflamatoria crónica acompañada de fenómenos de reparación. La etiología es compleja y multifactorial, considerándose el resultado de la interacción entre una carga genética predisponente y determinados factores ambientales. [6]

Estos factores interactúan entre sí, de forma que la suma de varios de ellos tiene un efecto multiplicativo sobre el riesgo global. Algunos de estos factores no son modificables, en cambio otros pueden ser eliminados o modificados.[6-29]

La historia familiar de cardiopatía isquémica es uno de los principales determinantes de riesgo coronario y su efecto, es independiente de la presencia de otros factores de riesgo mayores como la hipertensión arterial, tabaquismo, diabetes mellitus e hipercolesterolemia. El riesgo en los hermanos de pacientes con manifestaciones de enfermedad aterosclerótica a edad temprana (< 55 años en el hombre y < 65 años en la mujer) es entre 2 y 5 veces mayor que en individuos controles.[33-34]

La mayor parte de las alteraciones genéticas conocidas relacionadas con la aterosclerosis afectan el metabolismo de las lipoproteínas. Sin embargo, se han descrito otras variaciones genéticas no relacionadas con el metabolismo lipoproteico; variaciones en el gen codificador del angiotensinógeno, presencia del alelo Bcl I del gen de fibrinógeno, aumento del activador tisular del plasminógeno y elevación de las concentraciones séricas de homocisteína total.[33]

La edad avanzada se asocia con un alto riesgo de padecer cardiopatía isquémica. Con la edad se incrementa la actividad simpática y disminuye la sensibilidad de los barorreceptores y de la capacidad de respuesta reguladora de los sistemas, se incrementa la tensión arterial sistólica y todos los marcadores de aterosclerosis y la rigidez arterial y de la presión del pulso, entre otros efectos metabólicos involutivos y apoptóticos.[35]

Cuando la enfermedad cardiovascular es prematura afecta mayoritariamente a varones y muestra una alta prevalencia de algunos factores de riesgo cardiovascular muy específicos como los antecedentes patológicos familiares de cardiopatía isquémica, hiperlipidemia o tabaquismo.[36-37]

Las medidas de prevención cardiovascular deben comenzar por cambios en el estilo de vida desde edades tempranas de la vida, cuando aún se es saludable.[38]

La enfermedad arterial coronaria se manifiesta más tardíamente en la mujer que en el hombre. Su incidencia es muy baja durante el período fértil, con un incremento progresivo después de la menopausia. Esto se ha relacionado con un efecto protector de las hormonas sexuales femeninas. [39]

No obstante, los datos de los registros poblacionales indican que una vez ocurrido el evento, la mortalidad ajustada por edad a 28 días es superior (53,8%) en las mujeres en comparación con los varones (49,0 %). Del mismo modo se observa una correlación inversa entre la tasa de incidencia y la razón de letalidad, lo cual sugiere que las mujeres suelen fallecer por disminución de la contractilidad ventricular, mientras que los hombres lo harían más por arritmias como fibrilación ventricular. [39-40]

La variabilidad de los lípidos en sangre está determinada por factores endógenos relacionados con el metabolismo del individuo, y exógenos o ambientales cuyo principal elemento lo constituye la dieta. [41]

El colesterol sérico total y el colesterol-LDL se asocian de forma independiente, fuerte y continua con el riesgo de enfermedad isquémica del corazón incluso en los jóvenes y en poblaciones con bajo riesgo coronario. Además, los autores describen que cifras bajas de colesterol-HDL (< 40 mg/dl), también se asocian de forma independiente al diagnóstico de Síndrome Coronario Agudo. [38-42]

Conocer la magnitud y el manejo de los lípidos en sangre es útil para identificar oportunidades de reducción del riesgo cardiovascular, así como a los individuos que más pueden beneficiarse. Sólo unos pocos países cuentan con estudios nacionales de base poblacional sobre la distribución y el manejo de la colesterolemia y los triglicéridos, que son las fracciones lipídicas usadas como objetivos terapéuticos. [42]

El tabaco se ha relacionado con mecanismos fisiopatológicos de la enfermedad cardiovascular, como el aumento de las concentraciones de carboxihemoglobina, la elevación de fibrinógeno y de la agregabilidad plaquetaria, así como cambios en la reactividad vascular y reducción de la concentración plasmática de colesterol unido a lipoproteínas de alta densidad. [43-44]

Estos cambios pueden, aislada o conjuntamente, favorecer la aparición de lesiones arteriales que den lugar a una progresión de la arteriosclerosis y a un riesgo aumentado de trombosis. Dejar de fumar supone una importante reducción del riesgo de sufrir eventos coronarios en pacientes con enfermedad coronaria estable. [36]

Este beneficio se observó en diversos estudios poblacionales y pequeños grupos de intervención, sin embargo, la mayor parte de las evidencias del beneficio cardiovascular de abandonar el hábito tabáquico proviene de estudios aleatorizados en los que se incluyó a pacientes sin enfermedad cardiovascular previa.[37]

Se estima que entre un 20 y 30% de todas las muertes por cardiopatía isquémica en los Estados Unidos son atribuibles al consumo de tabaco y el riesgo está fuertemente relacionado con la dosis. [43]

Un estudio realizado en España donde se analizó la presencia de factores de riesgo cardiovascular en la aparición prematura de infarto agudo de miocardio (pacientes menores de 45 años), identificó una alta prevalencia en el consumo de tabaco. El papel del estilo de vida de la población joven, en términos de consumo de sustancias tóxicas que influyen en la aparición de un infarto prematuro, parece ser determinante. [37-44]

La inactividad física es un factor de riesgo importante de cardiopatía isquémica pues aumenta el riesgo de ictus y de otros factores de riesgo cardiovascular importantes como la obesidad, hipertensión arterial, baja concentración de colesterol-HDL y diabetes mellitus. [31-38]

Las conductas sedentarias son cada vez más universales y motivadas por el entorno. Los contextos económicos, sociales y físicos, que hacen al ser humano actual moverse muy poco y estar mucho tiempo sentado en sus actividades de la vida diaria, se han instaurado rápidamente, sobre todo desde mediados del siglo pasado. Estos cambios en los transportes personales, la comunicación, el lugar de trabajo y las tecnologías de ocio doméstico, se han asociado a una reducción significativa de las demandas de gasto de energía humana, puesto que en todas estas actividades se requiere largo tiempo de permanencia en sedestación. [32]

Estos cambios ambientales y sociales han sido identificados como la causa del bajo nivel de actividad física que caracteriza la forma de vida habitual de las personas en los medios urbanos, suburbanos y rurales. [45]

El ejercicio mejora el perfil lipídico y el control de la glucemia; reduce o previene la hipertensión arterial, la obesidad y el estrés; mejora la forma física y aumenta la longevidad. [32]

La prevalencia de la obesidad ha aumentado en todos los continentes. Se ha convertido en una gran amenaza para la salud en todo el mundo. La obesidad conjuntamente con el sobrepeso, son ahora los factores de riesgo cardiovascular más prevalentes en personas con enfermedad cardiovascular. [46-47]

La obesidad puede causar aterosclerosis coronaria a través de mecanismos como dislipemia, hipertensión arterial y diabetes mellitus tipo 2. Sin embargo, la evidencia reciente ha demostrado que la asociación entre obesidad y enfermedad cardiovascular podría incluir muchos otros factores como: inflamación subclínica, activación neurohormonal con aumento del tono simpático, altas concentraciones de leptina e insulina, apnea obstructiva del sueño, e intercambio aumentado de ácidos grasos libres, y también debido al depósito de grasa en áreas específicas del cuerpo con función directa en la patogenia de la aterosclerosis coronaria, como la grasa subepicárdica. [31-32-38-46-47]

Otros autores han señalado que el riesgo de sufrir un episodio cardiovascular está sustancialmente correlacionado con mediciones de la obesidad abdominal. El exceso de grasa acumulada en las vísceras, relacionado con la obesidad central, es el tejido adiposo metabólicamente más activo que causa más resistencia a la insulina, hipertrigliceridemia, cambios en el tamaño de partículas colesterol-LDL y bajas concentraciones de colesterol-HDL. [31-41-47]

La hipertensión arteriales un factor de riesgo clave en la incidencia de enfermedad cardiovascular. Un informe de la International Society of

Hypertension estimó que en el mundo se producen anualmente 7,6 millones de fallecimientos prematuros debidos a la hipertensión arterial y que el 47% de los nuevos casos de cardiopatía isquémica son atribuibles a esta. [31-36]

Para individuos entre 40 y 70 años, cada incremento de 20 mmHg de la presión arterial sistólica o 10 mmHg de la presión arterial diastólica, dobla el riesgo de enfermedad cardiovascular en todo el rango desde 115/75 hasta 185/115 mmHg. [48]

La hipertensión arterial provoca alteraciones estructurales y funcionales del corazón que afectan al miocardio auricular, ventricular y las arterias coronarias epicárdicas e intramurales. [38-48]

El estado de hiperglucemia crónica causado por la diabetes mellitus ejerce efectos tóxicos a nivel celular y orgánico, originando complicaciones micro y macrovasculares. Las alteraciones lipídicas en la diabetes mellitus tipo 1 están relacionadas con el control metabólico y el déficit de insulina. En la diabetes mellitus tipo 2 las alteraciones lipídicas son más complejas. A nivel hepático aumenta la lipogénesis por la hiperglucemia, y el hiperinsulinismo causa el aumento de la síntesis de triglicéridos y de lipoproteínas de muy baja densidad (VLDL).[49-50]

Este trastorno se acompaña de acumulación de lipoproteínas plasmáticas y de laslipoproteínas de densidad intermedia, insulinoresistencia, obesidad, hipertensión arterial, y de hiperuricemia. Una parte del colesterol-LDL se glicosila y es más susceptible a la oxidación y la aterogénesis. [51]

Ciertamente en la diabetes mellitus y probablemente también en el contexto del síndrome metabólico, la enfermedad vascular y la cardiopatía isquémica aterosclerótica se producen, en mayor medida de lo que explica, la acumulación de otros factores de riesgo asociados. [52-53]

Tras la industrialización, las principales causas de muerte y discapacidad en los países desarrollados han pasado de un predominio del déficit nutricional y las enfermedades infecciosas al de las enfermedades degenerativas, como la enfermedad cardiovascular y la diabetes. Paradójicamente, estas enfermedades se asocian a la sobrenutrición. [31-32]

La enfermedad cardiovascular está pasando a ocupar el primer lugar entre las causas de muerte en los países desarrollados y en desarrollo. Este cambio en la incidencia y la prevalencia de la enfermedad cardiovascular en los países en desarrollo es atribuible al aumento de los índices de urbanización y a los mayores niveles de factores de riesgo (diabetes, dislipidemia, obesidad, hipertensión arterial). [5-54]

La prevalencia de las enfermedades del corazón y la diabetes ha ido aumentando con los años. La población diabética padece frecuentemente cardiopatía isquémica, lo que lleva a pensar que existe una relación entre ambas enfermedades. Es entonces muy importante la evaluación de los factores de riesgos asociados, para un seguimiento más adecuado en los pacientes. Conocer la influencia de la diabetes mellitus en el funcionamiento cardiovascular es esencial para realizar tratamientos más integrales. De igual forma, deben tenerse siempre en cuenta las implicaciones de las enfermedades miocárdicas en los pacientes diabéticos. [55-56-57]

Los factores de riesgo cardiovascular clásicos (edad, tabaquismo, hipertensión arterial, dislipidemia, antecedentes patológicos familiares de cardiopatía isquémica) son frecuentes y sumatorios en la diabetes mellitus y generalmente la preceden. Por otra parte, algunas características de la diabetes mellitus como hiperglicemia, microalbuminuria, insuficiencia renal, retinopatía y obesidad visceral aumentan el riesgo. [31-32]

La identificación y manejo precoz y global de los factores de riesgo cardiovascular mejora el pronóstico, disminuyendo 50% el riesgo de complicaciones micro y macrovasculares. [36-37]

Varios estudios en los pacientes portadores de cardiopatía isquémica o afecciones del corazón, la frecuencia de diabetes es del 14,3% al 38,8%, cuya edad ronda entre los 45 y los 78 años. [58-59]

Haffner y cols efectuaron un seguimiento a la incidencia de eventos cardiovasculares y obtuvieron que la mortalidad cardiovascular fue de alrededor del 2% en los casos sin diabetes ni cardiopatía isquémica, del 15,9% en los casos sin diabetes, pero con cardiopatía isquémica, del 15% en los diabéticos sin cardiopatía isquémica y del 42% en los diabéticos con cardiopatía isquémica. [60]

La cardiopatía isquémica es la entidad nosológica cuya fisiopatología básica es la isquemia miocárdica causada por la ateromatosis coronaria. La causa más frecuente de isquemia miocárdica es la ateroesclerosis de las arterias coronarias epicárdicas. [35]

El aporte de oxígeno al miocardio se determina por la saturación arterial de oxígeno y la extracción de oxígeno por parte del miocardio, que son relativamente fijas bajo circunstancias normales, y por el flujo coronario, que depende de la luz de la arteria coronaria y del tono de la misma. [61]

Tanto la luz de la arteria como el tono pueden verse alterados por la presencia de placas ateromatosa en la pared del vaso. Así, cuando aumentan las necesidades del miocardio, como ocurre durante el esfuerzo físico, se produce un desequilibrio entre el aporte y la demanda de oxígeno al miocardio, dando lugar a un aumento de la frecuencia cardiaca, de la contractilidad miocárdica y del estrés de la pared del vaso.[62]

La isquemia induce la activación del simpático, que a su vez puede empeorar la gravedad de la angina activando una serie de mecanismos, como son el aumento del consumo de oxígeno por parte del miocardio y la vasoconstricción coronaria.[63]

La cascada de la isquemia se caracteriza por una secuencia de eventos que dan lugar a anormalidades metabólicas, que pueden provocar alteración de la perfusión miocárdica, disfunción sistólica o diastólica, cambios electrocardiográficos y angina. [64]

La angina puede ser silente, es decir, existir isquemia en ausencia de dolor de pecho. Esta ausencia de dolor puede deberse a duración insuficiente de la isquemia, a daño en los nervios cardiacos o a inhibidores del dolor de la isquemia cardiaca, tanto a nivel espinal como supra espinal.[35-61]

En la mayoría de los pacientes, el sustrato patológico de la angina estable es la ateromatosis coronaria, que estrecha la luz del vaso (estenosis). Cuando la obstrucción es <40%, se puede mantener el flujo máximo durante el ejercicio. Pero si la estenosis supera el 50% de la luz del vaso, puede producirse isquemia cuando el flujo sea inadecuado para mantener las necesidades metabólicas del miocardio durante el ejercicio o el estrés. [65]

En la angina estable, el umbral de angina puede variar mucho de un día a otro o incluso en el mismo día. La variedad de los síntomas se debe al grado de estenosis y al lugar en el que ésta se produce. Los pacientes con angina estable tienen riesgo de desarrollar un SCA: angina inestable, IAM sin elevación del ST o IAM con elevación del ST. [66]

La angina inestable se caracteriza por un empeoramiento brusco de los síntomas anginosos, que se hacen más frecuentes, más graves, con menor umbral o incluso en reposo.[67]

El IAM se caracteriza por una angina prolongada (>30 minutos) relacionada con necrosis miocárdica. Tanto si es con elevación del ST o sin ella, ambos se pueden relacionar con un periodo previo de días o incluso semanas de inestabilidad sintomática. [68]

El sustrato patológico común del Síndrome Coronario Agudo es la erosión, fisura o rotura de la placa de ateroma que junto con la agregación plaquetaria y la trombosis producen la oclusión total o parcial de la luz del vaso. La necrosis miocárdica puede provocar, dependiendo de su extensión, pérdida de masa contráctil, alteraciones segmentarias de la contractilidad, remodelado desfavorable del ventrículo izquierdo y disfunción sistólica del mismo, que puede dar lugar a insuficiencia cardiaca.Otro posible mecanismo es la insuficiencia mitral provocada por la isquemia o necrosis de los músculos papilares. [69]

La progresión de la enfermedad y la incidencia de eventos agudos no tienen por qué estar necesariamente relacionadas con lagravedad de la estenosis, que podemos observar en la arteriografía. En todos los pacientes están presentes pequeñas placas de ateroma, las cuales tienen una gran posibilidad de romperse. Es por ello que el riesgo de eventos agudos se relaciona con la cantidad total de placas de ateroma que tenga el paciente y la vulnerabilidad de las mismas.[70-71]

Otra consecuencia importante de la isquemia es la inestabilidad eléctrica del miocardio, que puede causar taquicardia o fibrilación ventricular. La mayoría de los pacientes que mueren súbitamente por cardiopatía isquémica fallece a consecuencia de arritmias ventriculares malignas inducidas por la isquemia.[72]

La angina de pecho estable es un síndrome clínico frecuente y en ocasiones, incapacitante caracterizado por malestar que se localiza normalmente en el pecho, cerca del esternón, pero se puede sentir en otras partes del cuerpo, desde el epigastrio a la mandíbula inferior o los dientes, entre los omóplatos o en cualquiera de los dos brazos hasta la muñeca y los dedos. El malestar se suele describir como opresión, tensión o pesadez y puede ir acompañado de sensación de constricción o quemazón. La isquemia miocárdica puede inducirse también por miocardiopatía hipertrófica o dilatada, estenosis aórtica u otras enfermedades cardiacas más raras, en ausencia de enfermedad coronaria ateromatosa obstructiva, que puedenprovocar también angina de pecho típica.[73]

El diagnóstico de la cardiopatía isquémica es fácil en pacientes con antecedentes de Síndrome Coronario Agudo o revascularización previa. Sin embargo, en pacientes con dolor torácico y sospecha de enfermedad coronaria es precisa una evaluación diagnóstica más exhaustiva. [74]

El diagnóstico de la angina incluye la valoración clínica, pruebas de laboratorio y estudios cardiacos específicos.[75]

El examen clínico es el primer paso para evaluar a un paciente con dolor torácico y debería incluirse un análisis detallado de los síntomas, incluidos la calidad, localización, severidad y duración del dolor: irradiación, síntomas asociados, factores desencadenantes y factores aliviadores. [76]

La angina de pecho causada por isquemia cardiaca dura unos minutos. La localización es normalmente subesternal, y el dolor puede irradiarse al cuello, mandíbula, epigastrio o brazos. El dolor por encima de la mandíbula, por debajo del epigastrio o localizado en otra zona distinta al hemitórax izquierdo raramente es angina. [77-78]

Una vez determinadas las características del dolor hay que determinar la presencia de factores de riesgo cardiovascular: tabaco, hipercolesterolemia, diabetes, hipertensión, obesidad, síndrome metabólico, sedentarismo o historia familiar de enfermedad coronaria prematura (padre, hermano o hijo antes de los 55 años o madre, hermana o hija antes de los 65 años). Tener historia de enfermedad cerebrovascular o arterial periférica aumenta la probabilidad de enfermedad coronaria.[79]

El examen físico de los pacientes con angina estable es a menudo normal o inespecífico, pero podría revelar otros estados relacionados como insuficiencia cardiaca, enfermedad valvular o miocardiopatía hipertrófica. [80]

La radiografía de tórax se utiliza frecuentemente en la valoración de los pacientes con sospecha de enfermedad cardiaca. Sin embargo, en la cardiopatía isquémica no ofrece información específica para el diagnóstico o la estratificación del riesgo. Sólo debe solicitarse esta prueba para los pacientes con sospecha de insuficiencia cardiaca, enfermedad valvular o enfermedad pulmonar. Se han relacionado con el pronóstico de la cardiopatía isquémica la cardiomegalia, la congestión pulmonar, el crecimiento auricular y las calcificaciones cardiacas.[81]

En algunos pacientes, los síntomas son muy consistentes, pero en otros la etiología es menos certera y es preciso considerar otros diagnósticos alternativos. Así el dolor de pecho en las mujeres puede relacionarse con disfunción vascular en ausencia de enfermedad coronaria. [77]

La hipertermia, el hipertiroidismo y el abuso de cocaína y metanfetaminas producen aumento de la demanda de oxígeno al miocardio. La toxicidad simpaticomimética de la intoxicación por cocaína también induce un vasoespasmo coronario y puede ocasionar un IAM en pacientes jóvenes. El consumo de cocaína a largo plazo puede provocar enfermedad coronaria prematura.[82]

Las taquicardias ventriculares y supraventriculares también aumentan la demanda de oxígeno del miocardio, y cuando son paroxísticas dificultan el diagnóstico. El gasto cardiaco aumenta si la hemoglobina es de 9 g/dl, y puede haber cambios en el segmento ST si está en 7 g/dl. La hipoxemia a consecuencia de una enfermedad pulmonar (enfermedad pulmonar obstructiva crónica, asma, hipertensión pulmonar, fibrosis intersticial) también puede ocasionar angina.[83]

La determinación de la hemoglobina y las hormonas tiroideas (cuando hay sospecha de afección del tiroides), proporcionan información relacionada con las posibles causas de la isquemia. El hemograma completo, que incluya recuento total de leucocitos y determinación de hemoglobina, puede proporcionar información pronóstica.[84]

La determinación de la creatinina sérica es un método simple, aunque elemental para evaluar la función renal, recomendada en la evaluación inicial de todos los pacientes con sospecha de angina. En caso de sospecharse angina inestable, se determinará los marcadores bioquímicos de daño cardiaco como la troponina o la fracción MB de la creatincinasa (CK-MB), medida por CK-MB masa, para excluir daño miocárdico. En todos los pacientes con sospecha de isquemia, incluida la angina estable, se determinará la glucosa plasmática y el perfil lipídico en ayunas, incluido el colesterol total, las lipoproteínas de alta densidad, las lipoproteínas de baja densidad y los triglicéridos, para evaluar el perfil de riesgodel paciente y determinar la necesidad de tratamiento. [85]

Otras pruebas de laboratorio, incluidas las subfracciones del colesterol (ApoA y Apo B), homocisteína, lipoproteína (a), anomalías hemostáticasy los marcadores inflamatorios como la proteína C reactiva, han suscitado gran interés como métodos para mejorar la actual predicción de riesgo. Sin embargo, los marcadores inflamatorios fluctúan en el tiempo y no se pueden considerar predictores fiables de riesgo a largo plazo.[86]

Recientemente se ha demostrado que la NT-BNP es un importante predictor de la mortalidad a largo plazo, independiente de la edad, la fracción de eyección ventricular y los factores de riesgo convencionales. Las sociedades científicas no recomiendan realizar ninguno de estos parámetros rutinariamente.[87-88]

Dentro de los estudios cardíacos específicos se incluyen las pruebasdiagnósticas no invasivas como el electrocardiograma en reposo en todos los pacientes con sospecha de angina de pecho basada en los síntomas, se debe realizar un electrocardiograma en reposo (12 derivaciones). Es preciso señalar que un electrocardiograma normal en reposo es bastante frecuente, incluso en pacientes con angina severa, y no excluye el diagnóstico de isquemia. [75-89-90]

El electrocardiograma enreposo puede mostrar signos de cardiopatía isquémica, como un IAM previo o alteraciones de la repolarización. El electrocardiograma es útil en el diagnóstico diferencial si se realiza durante un episodio de angina, porque permite la detección de cambios dinámicos en el segmento ST y también permite identificar signos de enfermedad pericárdica. El electrocardiograma realizado durante el episodio anginoso es especialmente útil en caso de sospecha de vasoespasmo. También puede mostrar otrasanomalías, como hipertrofia del ventrículo izquierdo, bloqueo completo de rama izquierda, preexcitación, arritmias o defectos de conducción. [82-91]

Esta información puede ayudar a identificar los mecanismos desencadenantes del dolor torácico, seleccionar las pruebas diagnósticas que se debe realizar y establecer el tratamiento adecuado a cada paciente. El electrocardiograma en reposo tiene también un papel importante en la estratificación del riesgo. Sin embargo, no existe suficiente evidencia para recomendar la repetición sistemática de esta prueba a intervalos frecuentes, excepto cuando sea posible obtener un electrocardiograma durante un episodio anginoso o si se ha observadocambios en la clase funcional.[92]

La electrocardiografía ambulatoria (método de Holter) puede revelar evidencia de isquemia miocárdica durante las actividades «diarias» normales, pero rara vez aporta más información diagnóstica o pronóstica de importancia que la prueba de esfuerzo en la angina estable crónica.[93]

En los pacientes con angina estable y sospecha de arritmias importantes, la monitorización con Holter es un buen método para diagnosticar las arritmias.El electrocardiograma de esfuerzo o ergometría ha sido la prueba más frecuentemente usada para el diagnóstico de la enfermedad coronaria. Numerosos informes y metanálisis muestran la utilización del electrocardiograma de esfuerzo en el diagnóstico de dicha enfermedad.[94]

Todas las pruebas funcionales se diseñan para inducir isquemia, bien mediante el ejercicio bien mediante agentes farmacológicos estresantes, que provocan un aumento del gasto cardiaco y de la demanda de oxígeno al corazón, o bien inducen vasodilatación.[55-72]

La exactitud diagnóstica se representa comúnmente por los términos de sensibilidad y especificidad, que se calculan comparando los resultados de las pruebas con el "Gold standard" de los resultados de las pruebas invasivas. Así decimos que la sensibilidad de una prueba no invasiva para el diagnóstico de la enfermedad coronaria estable expresa la probabilidad de que un paciente con enfermedad coronaria comprobada por angiografía tenga un resultado positivo; mientras que la especificidad mide la probabilidad de que un paciente sin enfermedad coronaria comprobada angiográficamente, tenga un resultado negativo.[95]

Cada prueba tiene por tanto un valor predictivo positivo (probabilidad de que un paciente con una prueba positiva realmente tenga la enfermedad), y un valor predictivo negativo (probabilidad de que un paciente con la prueba negativa no tenga la enfermedad).[96]

Utilizando la depresión del segmento ST durante el ejercicio para definir la positividad de la prueba, se ha demostrado una sensibilidad y una especificidad en la detección de la enfermedad coronaria de la prueba de esfuerzo del 45-50% y 85-90% respectivamente. [92-93]

Hasta la fecha, las técnicas de imagen mejor establecidas son la ecocardiografía de estrés y la tomogammagrafía de perfusión miocárdica. Ambas técnicas se pueden utilizar en combinación con la ergometría convencional o con estrés farmacológico, y su uso diagnóstico y pronóstico ha sido estudiado en numerosos ensayos clínicos. [97]

Entre las técnicas de imagen más modernas, se encuentra la obtención de imágenes por cardiorresonancia magnética (CRM) que, por limitaciones logísticas, se suele realizar con estrés farmacológico en lugar de estrés por esfuerzo.[98]

El objetivo del tratamiento de la cardiopatía isquémica es minimizar o eliminar los síntomas y mejorar el pronóstico de los pacientes evitando que se produzcan nuevos episodios de IAM y la muerte.[96]

Se deben seguir las recomendaciones de las sociedades científicas para la prevención de la enfermedad cardiovascular en la práctica clínica. En términos generales los pacientes deben seguir una dieta "mediterránea", dejar de fumar si lo hace, reducir el peso si existe sobrepeso, eliminar el consumo excesivo de alcohol (el consumo moderado puede ser beneficioso) y realizar una actividad física adaptada a sus posibilidades. Los pacientes con diabetes concomitante y/o enfermedad renal deben recibir tratamiento para alcanzar unas cifras de presión arterial <140/85 mmHg.La diabetes es un poderoso factorde riesgo de complicaciones cardiovasculares y se debe tratar adecuadamente con el control de la glucemia y otros factores de riesgo.La actividad sexual puede causar angina. Antes del acto sexual, el uso de nitroglicerina puede ser de utilidad, como en otra actividad física.[70-76-99]

Los fármacos para mejorar los síntomas de angina reducen la demanda miocárdica de oxígeno y/o aumentan el flujo sanguíneo en zonas isquémicas aliviando los síntomas anginosos y los signos de la isquemia (también de la isquemia asintomática). Los fármacos antianginosos utilizados más frecuentemente son los bloqueadores beta, los antagonistas del calcio y los nitratos orgánicos.[92-100]

En los nitratos de acción corta el alivio del dolor y los efectos antiisquémicos se producen por vasodilatación y por la reducción del llenado diastólico (reducción de la presión intracardiaca), que promueve la perfusión subendocárdica. También pueden contribuir la vasodilatación coronaria y el antagonismo del vasoespasmo coronario. La nitroglicerina sublingual es el tratamiento inicial para la angina de esfuerzo. Cuando comienza la angina el paciente debe tomarse un comprimido sublingual de nitroglicerina (0.3-0,6 mg) cada 5 minutos, hasta que ceda el dolor o hasta un máximo de 1.2 mg. Puede utilizarse profilácticamente si se prevé una actividad física importante. Lanitroglicerina causa efectos secundarios vasodilatadores, como dolor de cabeza y rubor, que dependen de la dosis.[90]

El tratamiento con nitratos de acción prolongada reduce la frecuencia y la severidad de los ataques de angina y puede incrementar la tolerancia al ejercicio. Debido a la tolerancia a los nitratos, los pacientes tratados con nitratos de acción prolongada deben tener diariamente un período sin nitratos para preservar sus efectos terapéuticos. Esto se logra con dosis de nitratos de acción intermedia (dinitrato de isosorbida o formulaciones de mononitrato de isosorbida), a los intervalos oportunos, que proporcionen un perfil adecuado de concentración en plasma. El tratamiento continuo con nitroglicerina transdérmica no es efectivo; los pacientes deben retirar los parches durante parte del día o por la noche para conseguir un período libre de nitratos.[100]

Los Betabloqueantes son fármacos que reducen la demanda de oxígeno al reducir la tasa de frecuencia y la contractilidad cardiacas y la presión arterial. Se prefiere el uso de agentes selectivos beta-1 a los bloqueadores beta no selectivos, por las ventajas en los efectos secundarios. [91-92-97]

El metoprolol, el atenolol y el bisoprolol son bloqueadores beta-1 con buena documentación como fármacos antianginosos y se los utiliza frecuentemente. Para alcanzar una eficacia de 24 h se puede administrar un bloqueador beta-1 con vida media larga (como el bisoprolol) o una formulación que proporcione un perfil extenso de concentración en plasma prolongada (como el metoprolol). En el caso de atenolol (con una vida media en plasma de 6-9 h), es recomendable administrarlo 2 veces al día, aunque si se incrementa la dosis, también aumenta la duración de la acción. Los bloqueadores beta usados frecuentemente en Cuba son el metoprolol, bisoprolol, carvedilol o atenolol.[100]

Los bloqueadores de los canales de calcio son agentes antianginosos bien establecidos. Se trata de una clase heterogénea de fármacos que dilatan las coronarias y otras arterias mediante la inhibición del influjo del calcio vía los canales tipo-L. Los efectos antianginosos de los antagonistas del calcio obedecen a una disminución del trabajo cardiaco secundaria a la vasodilatación sistémica, su efecto vasodilatador coronario y la protección contra el vasoespasmo.[84-89]

Los antagonistas del calcio no selectivos o depresores de la frecuencia cardiaca (verapamilo y diltiazem) también reducen enalguna medida la contractilidad miocárdica, la frecuencia cardiaca y la conducción del nódulo auriculoventricular.[86]

Incluso la dihidropiridina vasoselectiva (como el nifedipino, el amlodipino y el felodipino) pueden causar algo de cardiodepresión, pero este efecto se contrarresta mediante la activación cardiaca simpática reflexogénica con pequeños aumentos de la frecuencia cardiaca que remiten con el tiempo. No obstante, se puede observar algunos signos de la activación simpática incluso meses después del tratamiento con dihidropiridina.[91-93-100]

Los antiplaquetarios actúan reduciendo la progresión de la placa de ateroma, y pueden prevenir la formación de trombos coronarios. En la mayoría de los casos, el fármaco de elección es la aspirina en dosis bajas; se puede considerar la administración de clopidogrel en algunos pacientes.[101]

La aspirina continúa siendo la pieza clave en la prevención farmacológica de la trombosis arterial. Actúa mediante la inhibición irreversible de la ciclooxigenasa 1 plaquetaria y, por tanto, de la producción de tromboxano, que normalmente es completa con una dosis diaria indefinida de aproximadamente 75 mg. La dosis antitrombótica óptima de aspirina se sitúa en 75-150 mg/día, ya que la reducción relativa del riesgo que ofrece la aspirina puede ser menor con una dosis inferior o superior a este rango. Al contrario que los efectos antiplaquetarios, los efectos secundarios gastrointestinales de la aspirina aumentan con dosis mayores. Si bien el riesgo relativo de hemorragia intracraneal aumenta en un 30%, el riesgo absoluto de dicha complicación atribuible a la terapia antiplaquetaria con aspirina en dosis próximas a los 75 mg/día es inferior a 1/1000 pacientes por año de tratamiento.[102]

El clopidogrel y la ticlopidina son tienopiridinas que actúan como antagonistas no competitivos de los receptores de difosfato de adenosina y tienen efectos antitrombóticos similares a los de la aspirina.[103]

El mayor estudio sobre el uso del clopidogrel en la cardiopatía isquémica es el CAPRIE, que incluía 3 grupos con el mismo número de pacientes con IAM previo, accidente cerebral previo o enfermedad vascular periférica. Comparado con 325 mg/día de aspirina, el clopidogrel en una dosis de 75 mg/día fue ligeramente más efectivo (RRA 0.51% por año; p=0.043) en la prevención de complicaciones cardiovasculares en pacientes de alto riesgo. [104]

Al comparar los resultados de los 3 subgrupos de pacientes incluidos en el estudio CAPRIE, el beneficio del clopidogrel sólo se observó en el subgrupo de pacientes con enfermedad vascular periférica. La hemorragia gastrointestinal fue ligeramente inferior con el uso de clopidogrel que con aspirina (el 1.99 frente al 2.66% durante 1.9 años de tratamiento), a pesar de la dosis relativamente alta de aspirina.[104-105]

El prasugrel y el ticagrelor son nuevos inhibidores de la ciclooxigenasa que consiguen una inhibición plaquetaria mucho mejor, comparada con clopidogrel pero que no han sido estudiados en la cardiopatía isquémica.[106]

El tratamiento con hipolipemiantes reduce el riesgo de complicaciones cardiovasculares ateroscleróticas tanto en la prevención primaria como en la secundaria. Las estatinas que han demostrado disminución de eventos en prevención secundaria han sido la pravastatina, lovastatina, simvastatina, fluvastatina y atorvastatina. [98-100]

Los análisis de subgrupos indican un efecto beneficioso en los pacientes diabéticos con enfermedad vascular y los beneficios del tratamiento con estatinas también han sido demostrados en ancianos (mayores de 70 años).[91]

El objetivo del tratamiento hipolipemiante es reducir las cifras de las LDL por debajo de 70 mg/dl, o una reducción del 50% cuando ese objetivo no se pueda conseguir. En la mayoría de los pacientes es posible alcanzar esta reducción con monoterapia con estatinas. Otras intervenciones (como por ejemplo fibratos, resinas, ácido nicotínico, ezetimiba) podrían bajar de las LDL, pero no han demostrado beneficios sobre los eventos clínicos.[94-95-99]

Aunque los niveles elevados de triglicéridos y bajos de las HDL se asocian con un aumento del riesgo de enfermedad cardiovascular, la evidencia de los ensayos clínicos es insuficiente para especificar objetivos de tratamiento. Para los pacientes que han sido sometidos a procedimientos de revascularización percutánea por cardiopatía isquémica, se ha demostrado que dosis altas de atorvastatina o rosuvastatinareducen la frecuencia de IAM periprocedimiento.[100]

Los inhibidores de la enzima conversora de angiotensina reducen la mortalidad total, el IAM, el ictus y la insuficiencia cardiaca entre subgrupos específicos de pacientes, incluyendo los que tienen insuficiencia cardiaca, enfermedad vascular previao diabetes de alto riesgo.[87-88]

Así que es apropiado considerar a los inhibidores de la enzima conversora de angiotensina para el tratamiento de los pacientes con cardiopatía isquémica especialmente cuando coexisten hipertensión, fracción de eyección del ventrículo izquierdo ≤40% o diabetes, a menos que estén contraindicados. No obstante, no todos los ensayos clínicos han demostrado que los inhibidores de la enzima conversora de angiotensina reduzcan la mortalidad total, la mortalidad cardiovascular, el IAM no fatal, los ictus y los episodios de insuficiencia cardiaca en pacientes con arteriosclerosis y función del ventrículo izquierdo conservada.[91]

Por lo tanto, el tratamiento con antagonistas de los receptores de angiotensina II podría ser una terapia alternativa para los pacientes con cardiopatía isquémica cuando los inhibidores de la enzima conversora de angiotensina están indicados, pero no los toleran. No obstante, no existen estudios que demuestren un efecto beneficioso de los antagonistas de los receptores de angiotensina II en la cardiopatía isquémica.[93]

Los antagonistas de la aldosterona, espironolactona o eplerenona se recomiendan en pacientes post-IAM sin disfunción renal o hipercaliemia, que están recibiendo dosis terapéuticas de inhibidores de la enzima conversora de angiotensina y un betabloqueante, tienen una fracción de eyección del ventrículo izquierdo ≤40% y diabetes o insuficiencia cardiaca.[91-96]

Existen dos técnicas de revascularización bien establecidas para el tratamiento de la angina estable crónica producida por la aterosclerosis coronaria: la revascularización quirúrgica (coronary artery bypass grafting, CABG) y las intervenciones coronarias percutáneas (ICP).[106]

Al igual que ocurre con el tratamiento farmacológico, los objetivos potenciales de la revascularización son dobles: por una parte, mejorar la supervivencia o la supervivencia libre de IAM y por otra, aliviar los síntomas. El riesgo individual del paciente y su estado sintomático son los elementos fundamentales en el proceso de toma de decisiones.[107]

El beneficio pronóstico de la cirugía se basa principalmente en la reducción de la mortalidad cardiaca, ya que se tiene menos evidencias de reducción del IAM. No se ha demostrado el beneficio pronóstico de la cirugía comparada con tratamiento médico en pacientes de bajo riesgo (mortalidad anual <1%).[108]

El objetivo del seguimiento clínico de los pacientes con cardiopatía isquémica es maximizar la capacidad funcional y minimizar la mortalidad y morbilidad. Para los pacientes que no tengan cambios en los síntomas o en la capacidad funcional, el seguimiento periódico sirve para muchos propósitos como reevaluar la carga isquémica residual o los nuevos episodios de isquemia, en el marco de la persistencia o empeoramiento de los síntomas del paciente, reevaluar la adherencia y la eficacia del tratamiento, incluyendo la respuesta clínica, la aparición de efectos adversos y las preferencias del paciente, evaluar la eficacia de las intervenciones para modificar los factores de riesgo, tales como la hipertensión, evaluar la coexistencia de condiciones médicas crónicas que pudieran afectar directa o indirectamente al manejo de la cardiopatía isquémica. [109]

El presente estudio ha permitido incrementar el conocimiento sobre la relación existente entre factores de riesgo cardiovascular y la aparición de eventos cardiovasculares en dos años de evolución en pacientes con diagnóstico de cardiopatía isquémica. Esto es de utilidad en el perfeccionamiento de las indicaciones para la atención primaria en el país, así como para el diseño e implementación de futuras intervenciones en este cuantioso grupo poblacional (adultos mayores), con el objetivo de reducir la carga que estas afecciones suponen. En consecuencia, se puede contribuir a elevar la calidad de vida del paciente, beneficiando al mismo tiempo la economía. [110-111]

# METODOLOGÍA

Se realizó una investigación de tipo cuasi-experimental, prospectivo en adultos mayores, de ambos sexos, dispensarizados con coronariopatía pertenecientes al consultorio médico de la familia (CMF) # 6 del Policlínico Esperanza "Mario Muñoz Monroy" en el período comprendido de octubre 2018 a febrero 2021.
El universo estuvo constituido por 37 pacientes seleccionados por muestreo no probabilístico según criterios de inclusión y exclusión, se obtuvo el consentimiento informado de cada uno de ellos para participar en la investigación. (Anexo #1)

**Criterios de Inclusión:**

- Pacientes adultos mayores diagnosticados con coronariopatía pertenecientes alCMF # 6 en el poblado de Esperanza.
- Pacientes que firmen el consentimiento informado.
- Voluntariedad de colaborar con la investigación independientemente de presentar otras enfermedades crónicas.

**Criterios de Exclusión:**

- Aquellos pacientes que no estén dispuestos a participar en la investigación.
- Pacientes que estén fuera del área geográfica durante el estudio investigativo.
- Pacientes con comorbilidades con pronóstico de vida menor a un año.
- Pacientes con diagnóstico de retraso mental.

**Primera etapa: Planificación y Diagnóstico Educativo.**

Se realizó con la finalidad de identificar los factores de riesgo modificables y no modificables, se utilizaron varias técnicas dentro de las cuales estuvo la entrevista estructurada y encuestas que se aplicaron a cada paciente de forma individual y destinada a obtener información sobre las variables de interés. (Anexo #2)

Se aplicó una encuesta que permitió determinar las necesidades en cuanto al nivel de información sobre el tema para la intervención. (Anexo #3)

Estos instrumentos permitieron obtener uniformidad en los datos, así como la caracterización del grupo de estudio por medio de las variables, constatar los conocimientos de estas personas antes de aplicar la intervención, de manera que se pudo valorar posteriormente el efecto del programa aplicado.

**Segunda etapa: Ejecución.**

De acuerdo a los resultados obtenidos y las necesidades de aprendizaje identificadas se procedió a diseñar un Programa Educativo encaminado a atenuar, modificar y/o eliminar algunos factores de riesgo modificables de la cardiopatía isquémica, así como consecuencias o repercusiones, según recursos disponibles.

Al grupo seleccionado se le realizó examen físico exhaustivo con la evaluación de la calidad de vida relacionada con lacardiopatía isquémica. Fue valorado el efecto de los medicamentos, la importancia de la adherencia a ellos y recomendaciones en torno a la dieta y el ejercicio.

Se realizaron consultas de seguimiento a cada paciente con un intervalo de frecuencia no mayor a 3 meses, en ellas, se evaluaron la modificación de los factores de riesgo asociados, así como cumplimiento de los objetivos trazados en la consulta anterior.

El Programa Educativo (Anexo # 5) fue ejecutado en ocho sesiones, mediante la discusión grupal, con una hora de duración aproximadamente cada una y con una frecuencia mensual, dividiéndose el grupo de 37 personas seleccionadas, en dos subgrupos, con los cuales se trabajó de forma individual y grupal para lograr mayor efectividad y control de cada actividad dando cumplimiento a los objetivos trazados de las sesiones mensuales (previamente planificadas).

**Tercera etapa: De Evaluación.**

Al cumplir con las actividades planificadas, después de 20 meses de intervención, se procedió a calificarla encuesta aplicada (Anexo #3) similar a la evaluación inicial (Anexo #4), se pudo comparar el nivel de información antes y después de aplicado el programa educativo.

A través del procesamiento y análisis de los datos obtenidos se evaluó si con el incremento de la adherencia terapéutica y con intervenciones sobre los hábitos de vida, tales como el ejercicio físico, la educación higiénico-dietética, control de las cifras de presión arterial, la eliminación del consumo de tabaco y alcohol, reducción del número de ingresos en la atención secundaria de salud, se logró mejorías en la calidad de vida de los adultos mayores afectados con coronariopatías, lo que facilitó evaluar la efectividad del programa educativo.

# Operacionalización de las variables:

| VARIABLE | DESCRIPCION | ESCALA |
|---|---|---|
| Edad. | Número entero de años vividos. Para el estudio según criterios de inclusión y exclusión a partir de 60 años de edad. | Se establecieron ocho categorías, divididos por grupos quinquenales:<br>- 60-64<br>- 65-69<br>- 70- 74<br>- 75-79<br>- 80-84<br>- 85-89<br>- 90-94<br>- 95-99 |
| Sexo. | Características biológicas que definen a un individuo según su género. | Masculino.<br>Femenino. |
| Escolaridad. | Según último nivel terminado. | -Iletrada<br>-Primaria<br>-Secundaria<br>-Pre-universitario<br>-Universitario |
| Valoración nutricional. | Según cálculo del Índice Masa Corporal a partir del peso y la talla referidos en el formulario al realizar el examen físico a cada paciente utilizando la fórmula:<br>IMC=peso en kg (Talla en cm)2. | - Bajo Peso: menos de 20.<br>-Normal: 20.0-24.9.<br>-Sobrepeso: 25.0-29.9.<br>-Obesidad Moderada: 30.0-39.9.<br>-Obesidad Severa: más de 40.0. |
| Cifra de presión Arterial. | Presión que ejerce la sangre contra la pared de las arterias. | Óptimo: Menos de 120 con 80 mmHg.<br>Normal: Menos de 130 con 85 mmHg.<br>Normal Alta: 130-139 mmHg sistólica y 86-89 mmHg la diastólica.<br>Estadio 1: 140-159 mmHg sistólica y 90-99 mmHg diastólica.<br>Estadio 2: 160-179 mmHg sistólica y 100-109 mmHg la diastólica.<br>Estadio 3: Mayor e igual de 180 mmHg la sistólica y 110 mmHg la diastólica. |
| Actividad física. | Tiempo empleado en minutos y número de veces por semana que realiza actividad física. | Sedentarismo: Realiza ejercicios aeróbicos menos de 3 veces por semana.<br>No sedentarismo: Realiza 90 minutos semanal de ejercicio aeróbico intercalados en 3 días. |

| | | |
|---|---|---|
| Hábito de fumar. | Se investigará sobre la posibilidad del consumo de cigarros. | Si............<br><br>No......... |
| Ingestión de alcohol o drogas. | Se investigará sobre la posibilidad del consumo de alcohol o drogas. | Si............<br><br>No......... |
| Cumplimien to del tratamiento médico. | Acciones que toma el médico de la familia ante el paciente con coronariopatías con el objetivo de controlar su enfermedad.<br>Sí: cuando cumple tratamiento farmacológico y no farmacológico.<br>No: cuando sólo cumple 1 de ambos tratamientos. | Si...........<br>No......... |
| Control de las cifras de presión arterial. | Medida de eficacia de las acciones tomadas por el médico de la familia ante el paciente hipertenso antes y después de la intervención educativa. | Paciente controlado: Aquel en que en todas las tomas de TA ha tenido cifras inferiores a 140/90 durante un año.<br>Paciente parcialmente controlado: Aquel que en un período de un año ha tenido 5 tomas o más de presión arterial con cifras inferiores a 140/90.<br>Paciente no controlado: aquel que en el período de un año ha tenido en más de 10 tomas las cifras de TA iguales o mayores de 140/90. |
| Nivel de Información. | Nivel de preparación del paciente respecto a su enfermedad según la puntuación obtenida en el cuestionario antes y después de la aplicación del programa educativo. | Bien: 80 puntos y más.<br><br>Regular: 70 a 79 puntos.<br><br>Mal: 69 puntos o menos. |

| | | |
|---|---|---|
| Número de ingresos. | Se refiere al número de hospitalizaciones y/o ingresos a urgencias por descompensación de la Insuficiencia Cardíaca antes y después de la intervención educativa. | 1<br>2<br>3<br>Más de 3 |

## TÉCNICAS, MÉTODOS Y PROCEDIMIENTOS PARA LA RECOPILACIÓN DE LA INFORMACIÓN:

Para la recolección de información se visitó a los adultos mayores afectados con coronariopatías que solicitaron participar. Durante la visita, a cada persona se le preguntó si deseaba colaborar con la realización de esta investigación y de ser así, se le pidió firmar la planilla de consentimiento informado (Anexo #1) y se le citó al consultorio médico para proceder con la recogida de la información.

Una vez en la consulta se utilizaron varias técnicas dentro de las cuales estuvo la entrevista estructurada que se aplicó a cada adulto mayor de forma individual y destinada a obtener información sobre las características sociodemográficas, una encuesta que respondió a los objetivos de la investigación (Anexo #2), observación directa con la finalidad de corroborar los datos referidos por los pacientes y lluvia de ideas que posibilitó obtener información sobre sus comportamientos.

Se les realizó un examen físico donde se les tomó la cifra de tensión arterial y se les midió algunas mensuraciones antropométricas, como la medición del peso, la talla y se calculó posteriormente el índice de masa corporal. Los resultados obtenidos se recogieron en el formulario de recolección de datos correspondiente a cada paciente.

## TÉCNICAS, MÉTODOS Y PROCEDIMIENTOS PARA EL PROCESAMIENTO Y ANÁLISIS DE LA INFORMACIÓN:

El formulario recogió datos sobre los factores clínicos, diagnósticos y epidemiológicos modificables y no modificables y fue creada la base de datos computarizada y procesada inmediatamente en el paquete estadístico SPSS Versión 20.0 para Windows, la cual fue resumida en tablas y gráficos estadísticos. Se utilizó técnicas de análisis acorde al diseño de estudio. Una vez procesada la información mediante el análisis de los resultados, se ejecutaron comparaciones con otros autores, estableciendo mediante un proceso de síntesis nuestras propias conclusiones.

La interpretación de los resultados se realizó a través del análisis porcentual. Desde el punto de vista inferencial se aplicó Chi-cuadrado para demostrar diferencias significativas entre por cientos en tablas de una sola entrada, mediante una prueba de Bondad de Ajuste.

Se utilizó el Chi- cuadrado de Pearson como medida de asociación lineal para ver la relación entre variables cualitativas. Para determinar la efectividad de la intervención educativa se utilizó la prueba no paramétrica de Wilcoxon en las variables politómicas y la prueba de McNemar para las variables dicotómicas. Para las pruebas realizadas se muestra el valor del estadígrafo correspondiente a cada prueba, así como su significación asociada (p), para la comparación se tomaron los siguientes valores de nivel de significación ($\alpha$)

$\alpha$=0,05 significativo $\alpha$=0,01 muy significativo

$p > 0.05$ no significativo

$p < 0.05$ significativo

$p > 0.01$ no muy significativo

$p < 0.01$ muy significativo

## CONSIDERACIONES ÉTICAS:

La investigación fue realizada en aras de aportar elementos que contribuyan al mejoramiento de la salud humana, dando cumplimiento a los principios de la Bioética. Se respetó la autonomía de los pacientes mediante el consentimiento informado (Anexo #1) permitiéndole la posibilidad de abandonar en cualquier momento el estudio. Se garantizó la confidencialidad de la información obtenida y los datos fueron registrados tal como se encontraron.

# RESULTADOS

En la tabla No 1 (Anexo 6) se aprecia que el grupo etario que predominó fue el de 70-74 años con 11 paciente para un 29.7%, esto guarda estrecha relación con las características de la población estudiada. También predominó el sexo masculino representado por 21 adultos mayores para un 56,7% la edad promedio de los pacientes es de 77,7 años y que se desvía de su media en 9.8 años como promedio.

En la tabla No 2 (Anexo 7) muestra la distribución de los pacientes según el nivel de escolaridad donde la mayoría de los pacientes solo tenían escolaridad primaria representando un 43.2% seguida del nivel preuniversitario con un 13.5%. Al aplicar la prueba Chi-cuadrado de bondad de ajuste y comprobar que $p<\alpha$ se puede decir que si existen diferencias significativas en los porcientos de las frecuencias de la variable escolaridad.

En el gráfico No 1 (Anexo 8) En lo que respecta a la valoración nutricional podemos ver que existen diferencias significativas antes y después de aplicada la intervención educativa previamente a la aplicación de la intervención existían 4 personas con obesidad moderada y después de la intervención 3 personas, 11 personas sobrepeso siendo el 29,7% de los pacientes y después de aplicada la intervención disminuyó a 8 personas siendo el 21.6% de los pacientes.

La tabla No 3 (Anexo 9) muestra la distribución de pacientes según la presión arterial y sexo; resultó que prevaleció el Estadio 1 siendo el 43.8% (7) de los pacientes sexo masculino, igualmente en el sexo femenino siendo el 33%(7) de los pacientes. Le siguen las cifras de TA normal alta en el sexo masculino con un 18.8% y en el sexo femenino las cifras estadio 2 con un 28.6%. Se puede concluir decir que no existe una relación significativa entre las cifras de tensión arterial y el sexo en los pacientes estudiados.

Al abordar el control de Tensión Arterial antes y después de la aplicación de la intervención educativa expuesto en la tabla No 4 (Anexo 10).Se puede ver que antes de aplicada solo 7 pacientes estaban controlados lo que representa el18.9%, 19 pacientes estaban parcialmente controlados lo que representa el 51.4% y 11 lo que representa el 29.7% no estaban controlados, esto se modificó significativamente después de la intervención, siendo el número de pacientes controlados 25 representando el 67.6%, el número de parcialmente controlados 11lo que representa el 29.7% y solamente un paciente no controlado siendo el 2,7%.

Con relación a la actividad física tabla No 5 (Anexo 11) se encontró antes de la intervención el 81,1% de los pacientes eran sedentarios y después de la intervención se obtuvo que solo el 29,7% de los pacientes eran sedentarios. Al aplicar la prueba de McNemar y comprobar que $p<\alpha$ se puede afirmar que si existen diferencias significativas en la actividad física antes y después de la intervención.

En el gráfico No 2 (Anexo 12) resultaron significativas las diferencias que se produjeron en cuanto al cumplimiento del tratamiento antes y después de la intervención. Antes de la influencia solo cumplían el tratamiento 10 pacientes el 27.0%, y no lo hacían 27 pacientes el 73.0%. Después de la influencia solo 4 el 10.8% de los pacientes no cumplían el tratamiento y 33 pacientes el 89.2% cumplían el tratamiento.

En la tabla No 6 (Anexo 13) se distribuye la muestra según hábito de fumar se encontró 15 pacientes fumadores representando el 40.5%, antes de aplicada la intervención, disminuyendo a 9 pacientes después de la misma, siendo solo el 24,3%, estadísticamente existen diferencias significativas.

La distribución según consumo de alcohol antes y después de la intervención tabla No 7 (Anexo 14) refleja que antes de la misma 12 pacientes consumían alcohol siendo el 32,4%, y no consumían alcohol 25 el 67,6%, después de aplicada solo dos pacientes consumían alcohol el 5.4%, y 35 no lo consumían el 94,6%. Siendo estadísticamente significativas las diferencias.

En la tabla No 8 (Anexo 15) se muestran los resultados de la evaluación del nivel de información de este grupo de pacientes sobre los factores de riesgo modificables de la enfermedad coronaria, las diferencias igualmente resultaron muy significativas. Durante la primera aplicación del cuestionario, el 18,9 % alcanzo la puntuación de bien el 73.0% de regular y el 8.1% de mal. Después de terminada la intervención el 91,9% alcanzo la puntuación de bien, de regular el 8,1% y de mal el 0.0%.

Al analizar la distribución de adultos mayores según número de ingresos en el hospital, tabla No 9 (Anexo 16);el número de ingresos a urgencias por descompensación de la Coronariopatías antes y después de la intervención educativa disminuyo a ninguno en el 89,25% de los pacientes. Siendo estadísticamente significativas las diferencias.

# DISCUSIÓN

Los resultados de la investigación indican que la intervención educativa realizada es efectiva al lograr un buen cumplimiento terapéutico y mejorar la calidad de vida; lo que reafirma la capacidad resolutiva del médico de familia en la atención de esta enfermedad. Esto concuerda con los resultados de revisiones realizadas sobre programas para el manejo de las coronariopatías, pero es discordante con otros.

Se aprecia en un estudio de Intervención educativa sobre Cardiopatía Isquémica en adultos mayores realizado en el Policlínico Juan Manuel Márquez entre marzo 2018- abril 2019 que el grupo etario que predominó fue el de 60-64 años con 56 paciente para un 62.2%, esto no coincide con los resultados de nuestro trabajo. También predominó el sexo femenino representado por 54 adultos mayores para un 60%, debido a que las mujeres asisten con más frecuencia al consultorio médico que los hombres según plantea la autora de dicho trabajo.[112]

Estos resultados no coinciden con los reportados por Félix Redondo y colaboradores quienes en su trabajo hacen referencia al predominio del grupo etario 65-69 años representando un 72 % y al sexo masculino con 30 pacientes para un 50%. [113]

Fabies Fernández C y Soto Fabies C en un estudio cubano muestra mayor cantidad de casos en el sexo masculino antes de los 60 años y a partir de entonces se igualaron los resultados. Varias sociedades y fundaciones españolas demuestran en un estudio de 20 años, que las defunciones por enfermedades cardiovasculares aumentan con la edad en las mujeres en un 19% y los hombres con un 42 %. [112]

El autor considera que la edad constituye un factor de riesgo no modificable muy potente, máximo cuando se asocia a otros factores de riesgo modificables que puedan dañar el endotelio vascular e inducir la aparición de la aterosclerosis, el riesgo aumenta proporcionalmente a la edad y en función de procesos normales del envejecimiento.

En cuanto el nivel de escolaridad Independientemente de que no se encontraron estudios relacionados con esta variable el autor considera que es de gran importancia conocer el nivel de escolaridad de los participantes por cuanto en la medida que este sea alto, se incrementará el nivel de conocimiento de los adultos mayores y por ende su modo de actuación y toma de conciencia.

En la actualidad, el incremento de la prevalencia de sobrepeso y obesidad representa un grave problema de salud pública. Los resultados obtenidos en este estudio muestran cómo una intervención en salud constituye una vía efectiva de abordaje para reducir los niveles de sobrepeso y obesidad, además de sus futuras complicaciones endocrino-metabólicas y cardiovasculares.

Los resultados obtenidos en un estudio realizado González-Jiménez y colaboradores muestran, en líneas generales, una mejora por parte de los participantes en su estado nutricional, la variable peso muestra un descenso en sus valores, tanto al comienzo de la intervención como a su término y análisis de comparaciones de medias para los pesos consecutivos muestran diferencias en varios momentos, siendo durante la última fase cuando se acentúan más. Todos los participantes pasaron de un nivel nutricional muy bajo antes de la intervención, hasta un nivel nutricional medio después de los nueve meses de intervención. [114]

No coinciden con el autor LázaroCastañar C. en su estudio los que plantean que no existen diferencias significativas después de aplicada la intervención en cuanto al peso y la valoración nutricional.[112]

La presión arterial elevada se ha identificado como un importante elemento de riesgo cardiovascular. En un estudio titulado “Efectividad de una intervención educativa de enfermería sobre la modificación de factores de riesgo coronarios" realizado por Brevis Urrutia y colaboradores se evidencia que posterior a la intervención educativa, el número de pacientes que comenzó a realizar actividad física aumento significativamente a un 71%, lo que además mejoro sus cifras de presión arterial y frecuencia cardiaca.[115]

La actividad física se asocia con una disminución de la mortalidad cardiovascular. El estilo de vida sedentario es uno de los principales factores de riesgo de la enfermedad coronaria. Se recomiendan la actividad física y el ejercicio aeróbico como herramientas importantes para la prevención primaria y secundaria. La actividad física también tiene un efecto positivo en muchos de los factores de riesgoestablecidos, porque previene o retrasa el desarrollo de hipertensión y reduce la presión arterial en pacientes hipertensos, aumenta las concentraciones de cHDL, ayuda a controlar el peso y reduce el riesgo de diabetes mellitus.[116]

Brevis Urrutia y colaboradores en su estudio afirman que la actividad física aumento de un 19 a un 55% de pacientes que realizaba actividad física. Esta actividad no está enfocada a la que se realiza en un gimnasio, sino a la que el paciente pueda realizar en su hogar en forma controlada. Siendo similares los resultados a los obtenidos por el autor en este trabajo. [115]

González-Jiménez y colaboradores en su trabajo con relación a la práctica de actividad física, observan que la población estudiada no incrementó el tiempo dedicado a la misma. Lo que no coincide con los resultados obtenidos por el autor de este trabajo. [114]

Esto coincide con un estudio González Menéndez y colaboradores donde durante la implementación de las acciones que componen la estrategia se logra que los participantes profundicen en los efectos perjudiciales del tabaquismo desde el punto de vista social, las afectaciones a la salud, especialmente en el padecimiento de diferentes enfermedades. Se logra que le 95% de los participantes abandone el mal hábito de fumar.[112]

Brevis Urrutia I y colaboradores coinciden con el autor evidenciando en su trabajo que del 48% de pacientes que fumaba posterior a la intervención, sólo un 6% de ellos se mantuvo con el hábito. [115]

Coinciden también LázaroCastañar C. y colaboradores en su estudio los que plantean que el 56% de los participantes abandonaron el hábito de fumar y los no fumadores y exfumadores no adquirieron el hábito. [112]

Brevis Urrutia I y colaboradores después de aplicada su intervención educativa concluyen que el consumo de alcohol disminuyó de un 39% a un 13%, estos datos coinciden con el autor. [115]

Albelo Rey M. plantea en su estudio que un total de 104 pacientes que participaron en el estudio solamente 43 (41,3%) tenían conocimientos generales sobre el tema antes de aplicar el Programa de Intervención Educativo. Sin embargo, después de este logró que 96 pacientes (92%) conocieran las respuestas, lo que indica que se produjo un incremento en el nivel de conocimientos.[117]

La investigación coincide con estudios realizados por autores como Barbosa y Balaguer donde lograron elevar el conocimiento después de aplicar la intervención a un 95,5%. [112]

Este estudio no coincide con el realizado por Lázaro Guerrero y colaboradores quienes hacen referencia que después de aplicar la intervención solo se logró elevar el conocimiento a un 42%.[118]

El autor considera que a pesar de los resultados obtenidos existe todavía un 8.1% de los participantes que mantenían un conocimiento regular sobre el tema lo que puede deberse a la falta de atención de los participantes, al bajo nivel educacional hecho este que juega en contra de la obtención de resultados favorables.

En la investigación se reduce el número de ingresos relacionada con los adultos mayores afectados con insuficiencia cardíaca, al finalizar la intervención 33 (89,2%) de los pacientes en estudio no presentaron ningún ingreso.

Estudios similares como de Inglis y cols. que incluía 41 estudios en pacientes con coronariopatías, demostró que el soporte telefónico estructurado redujo la mortalidad por todas las causas y las hospitalizaciones relacionadas con la cardiopatía isquémica.[116]

El estudio más grande en Estados Unidos con 174.120 participantes con diversas condiciones crónicas, con seguimiento telefónico durante un año, utilizó elementos de toma de decisiones compartidas, información del paciente, autogestión y habilidades de comunicación, se evidencia reducción en las tasas de hospitalización, procedimientos quirúrgicos y costos de la atención médica.[119]

Difiere de los resultados encontrados Flamarique Pascual y cols. en su investigación en cuanto al número de reingresos, la media en ambos grupos (prospectivo y retrospectivo) fue muy similar, sin diferencias dentro de los subgrupos de intervención. Atendiendo a la frecuentación al servicio de urgencias, se observa una media ligeramente mayor en el grupo de actuación en comparación con el grupo control, sin observar diferencias estadísticamente significativas. Tampoco se observaron diferencias entre los subgrupos de intervención. [120]

A opinión del autor las dificultades están bien documentadas, muchos pacientes tienen poca conciencia de su enfermedad y escasa motivación, sin embargo, una intervención basada en el control de los factores de riesgo modificables en adultos mayores con coronariopatías, una atención personalizada del profesional de salud y seguimiento sistemático, integral y reforzamiento del autocuidado con el fin de recordar la importancia de las actividades que realiza cada paciente, constituyen un factor de éxito.

# CONCLUSIONES

Los adultos mayores con coronariopatías que participaron en el estudio se caracterizaron por tener una edad promedio de 77,7 años, con predominio del sexo masculino y nivel de escolaridad primario y en segundo lugar preuniversitario.

El Programa educativo sobre coronariopatías fue efectivo porque la mayoría de los adultos mayores que participaron mejoraron la actividad física, lograron el control del peso corporal, y de las cifras de tensión arterial, mejoraron el nivel de información, redujeron el consumo de tabaco y de alcohol y disminuyeron el número de ingresos en la atención secundaria de salud.

# RECOMENDACIONES

Perfeccionar la utilización de técnicas, métodos y procedimientos de la educación para la salud que posibilite proporcionar a los que participan información clara, práctica y sencilla, para mejorar su autocuidado, reducir complicaciones y prevenir los factores de riesgo precipitantes que favorecen la descompensación de las coronariopatías.

# REFERENCIAS BIBLIOGRÁFICAS


1) Medicina General Integral. Salud y Medicina; Afecciones Cardiacas, vol. IV, Cap. 99, pág. 1131-1132/Colectivo de Autores; Rev. Roberto Álvarez Sintes; 3ª ed. Pról. Alfredo Espinosa Brito. - La Habana; Editorial Ciencias Médicas, 2014.
2) Blanco Pereira ME, Martínez Leyva G, Rodríguez Acosta Y, González Gil A, Hernández Ugalde F, Hernández Suárez D. Intervención educativa sobre prevención de cardiopatías en mujeres en edad fértil, consultorios médicos 8 y 9. Policlínico Samuel Fernández. Municipio de Matanzas; 2015-2016. Rev Méd Electrón [Internet]. 2018 Ene-Feb [citado 2019 Ene 03];40(2). Disponible en: http://www.revmedicaelectronica.sld.cu/index.php/rme/article/view/2239/3784.
3) Franco SA, Arango DC. Calidad de vida de pacientes con enfermedad cardiovascular en un programa de seguimiento Farmacoterapéutico. Rev Méd Risaralda [Internet]. 2017 Ene [citado 2019 Ene 08];23(1):30-3. Disponible en: http://www.scielo.org.co/scielo.php?script=sci_arttext&pid=S0122-06672017000100007&lng=pt&tlng=es.
4) Castillo RM, Castro OC, Sánchez A, Ceballos BH, Pianesi ME, Malarczuk C, et al. Ausentismo laboral y factores de riesgo cardiovascular en empleados públicos hospitalarios. Acta bioquím clín latinoam [Internet]. 2016 Mar [citado 2019 Ene 08];50(1):37-44.

Disponible en: http://www.scielo.org.ar/scielo.php?script=sci_arttext&pid=S0325-29572016000100007&lng=pt&tlng=es.

5) Vila CA, Forcadell J, Diego C, Ochoa GO, Satué E, Rull B, et al. Incidencia y mortalidad por infarto agudo de miocardio en la población mayor de 60 años del área de Tarragona. Rev. Esp. Salud Publica [Internet]. 2015 Dic [citado 2019 Ene 08];89(6):597-605. Disponible en: http://scielo.isciii.es/scielo.php?script=sci_arttext&pid=S1135-57272015000600007&lng=pt&tlng=es.

6) Marcela BC. Valoración del daño corporal en cardiopatía isquémica, basado en las guías de valoración del deterioro permanente de la academia americana de medicina. Med Leg Costa Rica [Internet]. 2017 Mar [citado 2018 Dic 27];34(1):208-17. Disponible en: http://www.scielo.sa.cr/scielo.php?script=sci_arttext&pid=S1409-00152017000100208&lang=pt.

7) Fernando AA, Mercy AA, Fernando AE. Prevención de la cardiopatía isquémica, un desafío de la atención primaria de salud. Rev. Med. Electron [Internet]. 2015 Abr [citado 2019 Ene 03];37(2):141-53. Disponible en: http://scielo.sld.cu/scielo.php?script=sci_arttext&pid=S1684-18242015000200005&lng=pt&tlng=es.

8) Martín CA, Barca FJ, Cabañas MD, Martín P, García M, Muñoz MA, et al. Obesidad e indicadores antropométricos en una muestra de varones con Síndrome Coronario Agudo, en un Área de Salud que incluye reclusos: estudio caso-control. Rev. esp. Sanid. penit [Internet]. 2015 Jun [citado 2019 Ene 03];17(1):20-9. Disponible en: http://scielo.isciii.es/scielo.php?script=sci_arttext&pid=S1575-06202015000100004&lng=pt&tlng=es.

9) Carson AP, Tanner RM, Yun H, Glasser SP, Woolley JM, Thacker EL, et al. Declines in coronary heart disease incidence and mortality among middle-aged adults with and without diabetes. Ann Epidemiol [Internet].

2014 Ago [citado 2019 Ene 03];24(8):581-7. Disponible en: https://www.ncbi.nlm.nih.gov/pmc/articles/PMC4135722/.

10) Debs G, Noval R, Dueñas A, Gonzales JC. Prevalencia de Factores de riesgo Coronario en 10 de octubre: su evolución en 5 años. Rev cubana Cardiol, Cir Cardiov [Internet] 2017 Mar [citado 2018 Dic 27]; 15: 14-20 Disponible en: http://ucatlas.ucsc.edu/cause.php.

11) Cerecero P, Hernández B, Aguirre D, Valdés R, Huitrón G. Estilos de vida asociados al riesgo cardiovascular global en trabajadores universitarios del Estado de México. Salud Pública Mex. 2016 [citado 2019 Ene 03];51(6):465-73. Disponible en: http://www.scielo.org.mx/scielo.php?script=sci_arttext&pid=S0036-36342009000600004.

12) Soto Rodríguez A, García Soidán JL, Pérez Fernández MR. Intervención educativa para la prevención de enfermedades cardiovasculares en mujeres perimenopáusicas. UNIVERSIDAD DE VIGO, Facultad de Ciencias de Educación y Deporte, Pontevedra [Internet] 2015 Ene [citado 2018 Dic 27]; 17(1-2): 50-63. Disponible en: http://www.codem.es/Adjuntos/CODEM/Documentos/Informaciones/Publico/9e8140e2-cec7-4df7-8af9-8843320f05ea/2B70E642-5079-4362-98CE-7698C404C24E/158a4db3-7e64-4300-b94e-6e4a1d6bba7f/158a4db3-7e64-4300-b94e-6e4a1d6bba7f.pdf.

13) OMS: Organización Mundial de la Salud. Temas de Salud: Cardiopatía Isquémica [Internet]. 2015. [citado 2019 Ene 25]. Disponible en: http://www.who.int/topics/tobacco/es/.

14) Poll Pineda JA, Rueda Macías NM, Poll Rueda A, Linares Despaigne MJ. Caracterización clinicoepidemiológica de pacientes con síndrome coronario agudo según sexo. MEDISAN [Internet]. 2017 Oct [citado 2019 Ene 25]; 21(10): 3003-3010. Disponible en: http://scieloprueba.sld.cu/scielo.php?script=sci_arttext&pid=S1029-30192017001000002&lng=es.

15)Arredondo Bruce A, Sifontes Estrada MA, Arredondo Rubido A. Intervención educativa en la cardiopatía isquémica temprana. Rev. Méd. Electrón. [Internet]. 2016 Abr [citado 2019 Ene 25]; 38(2): 199-210. Disponible en: http://scieloprueba.sld.cu/scielo.php?script=sci_arttext&pid=S1684-18242016000200009&lng=es.

16)Ferreira González I. Epidemiología de la enfermedad coronaria. Rev Esp Cardiol. [Internet]. 2014 [citado 2019 Ene 25]; 67(2):139-44. Disponible en: http://scieloprueba.sld.cu/scielo.php?script=sci_arttext&pid=S0864-21252015000400008&lng=es.

17)Gómez Doblas JJ, Muñiz J, Alonso Martín JJ, Rodríguez Roca G, Lobos JM, Awamleh P, et al. Programa educativo en pacientes diabéticos con enfermedad coronaria. Rev Esp Cardiol Supl [Internet]. 2017Ene [citado 2019 Ene 25]; 29H-41H. Disponible en: http://www.sciencedirect.com/science/article/pii/S1877042814032418.

18)Rastogi T, Vaz M, Spiegelman D, Reddy KS, Bharathi AV, Stampfer MJ, et al. Physical activity and risk of coronary heart disease in india. Int. J. Epidemiol [Internet]. 2016 Abr [citado 2019 Ene 25]; 33: pp. 1-9 Disponible en: http://ije.oxfordjournals.org/cgi/reprint/33/4/759.pdf.

19)Borges Moreno YR, Jardines Basulto G, Borges Moreno YC. Comportamiento clínico del síndrome coronario agudo. Rev cubana Cardiol Cir Cardiovasc. 2016 [citado 2018 Dic 27]; 22(2). Disponible en: http://www.revespcardiol.org/es/pdf/90460750/S300/

20)Gamero Osorio L, Gutierrez Somoza R, Pacheco Vasquez D, Usnayo Cornejo T. Estilo de vida en pacientes que presentan primer evento de Infarto Agudo De Miocardio. Universidad Peruana CH [Internet]. 2016 Dic [citado 2019 Ene 25]; 31(4). Disponible en: http://scieloprueba.sld.cu/scielo.php?script=sci_arttext&pid=S0864-21252015000400008&lng=es.

21)Higuera Leal SA, Hernández Delgado LM, Vesga Angarita BE. Síndrome coronario agudo en pacientes jóvenes del oriente colombiano sin enfermedad coronaria obstructiva entre 2009 y 2014. MÉD.UIS [Internet]. 2018 [citado 2018 Dic 27];31(3):13-19. Disponible en: https://dialnet.unirioja.es/servlet/articulo?codigo=6739724.

22) Elosua R. Las funciones de riesgo cardiovascular: utilidades y limitaciones. Rev. Esp. Cardiol. 2014 [citado 2019 Ene 25]; 67(2):77-9. Disponible en: http://www.revespcardiol.org/es/las-funciones-riesgo-cardiovascular-utilidades/articulo/90267565/

23) Concepción González V, Ramos González HL. Comportamiento de factores de riesgo cardiovascular en ancianos del consultorio "La Ciénaga". CorSalud. 2016 [citado 2019 Ene 25]; 4(1):30-8. Disponible en: http://www.medigraphic.com/pdfs/corsalud/cor-2012/cor121d.pdf.

24) Acosta Batista C, Herrera Izquierdo G, Rivera Ledesma E. Epidemiología de los factores de riesgo cardiovascular y riesgo cardiovascular global en personas de 40 a 79 años en atención primaria. CorSalud. 2015 [citado 2019 Ene 3]; 7(1):35-45. Disponible en: http://www.medigraphic.com/pdfs/corsalud/cor-2015/cor151f.pdf.

25) Ministerio de Salud Pública. Anuario Estadístico de Salud 2016. La Habana: Dirección Nacional de Registros Médicos y Estadísticas de Salud; 2017.

26) Ministerio de Salud Pública. Anuario Estadístico de Salud 2017. La Habana: Dirección Nacional de Registros Médicos y Estadísticas de Salud; 2018.

27) Ministerio de Salud Pública. Anuario Estadístico de Salud 2018. La Habana: Dirección Nacional de Registros Médicos y Estadísticas de Salud; 2019.

28) Ministerio de Salud Pública. Anuario Estadístico de Salud 2019. La Habana: Dirección Nacional de Registros Médicos y Estadísticas de Salud; 2020.

29) García AG, Ramos CR, Hervás BT, Sánchez VI, Ramirez CG, Bardisa HF, et al. Evolución del impacto de la cardiopatía isquémica en la reincorporación laboral de trabajadores españoles. Med segur trab [Internet]. 2015 Jul [citado 10 Sep 2019];61(240):325-41. Disponible en: http://scielo.isciii.es/scielo.php?script=sci_arttext&pid=S0465-546X2015000300003&lng=pt&tlng=es.

30) Almeida Filho N, Castiel LD, Ayres JRM. Riesgo: concepto básico de la epidemiología. Salud Colectiva [Internet]. 2009 Sep [citado 3 Ene 2020];5(3):323-344. Disponible en: https://www.ncbi.nlm.nih.gov/pubmed/17636185

31) Cisneros SL, Carrazana GE. Factores de riesgo de la cardiopatía isquémica. Rev cubana Med Gen Integr [Internet]. 2013 Dic [citado 3 Ene 2020];29(4):369-78. Disponible en: http://scielo.sld.cu/scielo.php?script=sci_arttext&pid=S0864-21252013000400010&lng=pt&tlng=es.

32) Cucalon AJ, Buisac RC, Marin IA, Castan RS, Blay CM, Barrasa VJ. Control of major cardiovascular risk factors of ischemic heart disease in secondary prevention in Aragón: COCINA study. Hipertens Riesgo Vasc [Internet]. 2016 Mar [citado 3 Ene 2020];33(1):7-13. Disponible en: http://www.sciencedirect.com/science/article/pii/S188918371500063X?via%3Dihub.

33) Elosua R, Sayols BS. Genética de la cardiopatía isquémica: del conocimiento actual a las implicaciones clínicas. Rev Esp Cardiol [Internet]. 2017 Sep [citado 3 Ene 2020];70(9):754-62. Disponible en: http://www.revespcardiol.org/es/pdf/90461343/S300/.

34) Mauro MI, Rosa LC, Sanz RS, Garicano VE, Cabañas MJ, Collado YL. Enfoque genómico en la enfermedad cardiovascular. Nutr. Hosp [Internet]. 2016 Feb [citado 3 Ene 2020];33(1):148-55. Disponible en: http://scielo.isciii.es/scielo.php?script=sci_arttext&pid=S0212-16112016000100025&lng=pt&tlng=es.

35) Sarink D, Nedkoff L, Briffa T, Shaw JE, Magliano DJ, Stevenson C, et al. Projected age- and sex-specific prevalence of cardiovascular diseases in Western Australian adults from 2005-2045. Eur J Prev Cardiol [Internet]. 2016 Ene [citado 3 Ene 2020];23(1):23-32. Disponible en: https://www.ncbi.nlm.nih.gov/pubmed/27906998.

36) Martínez EY, Zambrano HR, Zambrano HA, Manrique AA, Mayta CJ, Cardenas RA, et al. Características de los factores de riesgo cardiovascular en una población urbana y rural de la selva peruana, julio - 2014. Horiz. Med [Internet]. 2017 Abr [citado 3 Ene 2020];17(2):38-42. Disponible en:

http://www.scielo.org.pe/scielo.php?script=sci_arttext&pid=S1727-558X2017000200006&lng=pt&tlng=es.

37)Arboleda CM, García YA. Riesgo cardiovascular: análisis basado en las tablas de Framingham en pacientes asistidos en la unidad ambulatoria 309, IESS - sucúa. Revista Med [Internet]. 2017 Ene [citado 3 Ene 2020];25(1):20-30. Disponible en: http://www.scielo.org.co/scielo.php?script=sci_arttext&pid=S0121-52562017000100003&lng=pt&tlng=es.

38)Querales CM, Rojas PS, Silva E, Ochoa J, Santiago K, Adames J, et al. Factores de riesgo cardiovascular en comunidades urbana y rural. Rev. salud pública [Internet]. 2017 Abr [citado 3 Ene 2020];19(2):188-93. Disponible en: http://www.scielo.org.co/scielo.php?script=sci_arttext&pid=S0124-00642017000200188&lng=pt&tlng=es.

39)George J, Rapsomaniki E, Pujades RM, Shah AD, Denaxas S, Herrett E, et al. How Does Cardiovascular Disease First Present in Women and Men? Incidence of 12 Cardiovascular Diseases in a Contemporary Cohort of 1,937,360 People. Circulation [Internet]. 2015 Oct [citado 3 Ene 2020];132(14):1320-8. Disponible en: https://www.ncbi.nlm.nih.gov/pmc/articles/PMC4590518/.

40)Santos VR, Martins GA, Carvalho CJ, Pagliari AJ, Cabral R, Jacklin EG. Risk factors for developing cardiovascular disease in women. Invest. Educ. enferm [Internet]. 2017 Ene [citado 3 Ene 2020];35(1):35-47. Disponible en: http://www.scielo.org.co/scielo.php?script=sci_arttext&pid=S0120-53072017000100035&lng=pt&tlng=en.

41)Llanes EJ, Ortega TY, Rodríguez RY, Céspedes G, Bacallao F, Solis M, et al. Concentraciones bajas del colesterol asociado a las lipoproteínas de alta densidad, un factor de riesgo a considerar en mujeres con cardiopatía isquémica. Rev cubana Invest Bioméd [Internet]. 2013 Jun [citado 3 Ene 2020];32(2):147-58. Disponible en: http://scielo.sld.cu/scielo.php?script=sci_arttext&pid=S0864-03002013000200004&lng=pt&tlng=es.

42)Potì F, Simoni M, Nofer JR. Atheroprotective role of high-density lipoprotein (HDL)-associated sphingosine-1-phosphate (S1P). Cardiovasc Res [Internet]. 2014 Ago [citado 3 Ene 2020];103(3):395-404. Disponible en: https://academic.oup.com/cardiovascres/article-lookup/doi/10.1093/cvr/cvu136.

43)Pujades RM, George J, Shah AD, Rapsomaniki E, Denaxas S, West R, et al. Heterogeneous associations between smoking and a wide range of initial presentations of cardiovascular disease in 1937360 people in England: lifetime risks and implications for risk prediction. Int J Epidemiol [Internet]. 2015 Feb [citado 3 Ene 2020];44(1):129-41. Disponible en: https://www.ncbi.nlm.nih.gov/pmc/articles/PMC4339760/.

44)Pan A, Wang Y, Talaei M, Hu FB. Relation of Smoking With Total Mortality and Cardiovascular Events Among Patients With Diabetes Mellitus: A Meta-Analysis and Systematic Review. Circulation [Internet]. 2015 Nov [citado 3 Ene 2020];132(19):1795-804. Disponible en: https://www.ncbi.nlm.nih.gov/pmc/articles/PMC4643392/.

45)Cantus DS, Ruiz CS, Gómez SS. Conocimientos previos de la mujer en la enfermedad coronaria: Un estudio fenomenológico. Index Enferm [Internet]. 2015 Jul [citado 3 Ene 2020];24(3):129-33. Disponible en: http://scielo.isciii.es/scielo.php?script=sci_arttext&pid=S1132-12962015000200003&lng=pt&tlng=es.

46)Labraña AM, Durán E, Martínez MA, Leiva AM, Garrido MA, Díaz X, et al. Menor peso corporal, de índice de masa corporal y de perímetro de cintura se asocian a una disminución en factores de riesgo cardiovascular en población chilena. Rev. Méd. Chile [Internet]. 2017 May [citado 3 Ene 2020];145(5):585-94. Disponible en: http://www.scielo.cl/scielo.php?script=sci_arttext&pid=S0034-98872017000500005&lng=pt&tlng=es.

47)Nakajima K, Takeishi Y, Matsuo S. Metabolic syndrome is not a predictor for cardiovascular events in Japanese patients with diabetes mellitus asymptomatic for coronary artery disease: A retrospective analysis of the J-ACCESS-2 study. J Nucl Cardiol [Internet]. 2015 Sep [citado 3 Ene

2020];20(2):234-41. Disponible en: https://link.springer.com/article/10.1007/s12350-012-9656-0.

48)Rapsomaniki E, Timmis A, George J, Pujades RM, Shah AD, Denaxas S, et al. Blood pressure and incidence of twelve cardiovascular diseases: lifetime risks, healthy life-yearslost, and age-specific associations in 1.25 million people. Lancet [Internet]. 2014 May [citado 3 Ene 2020];383(9932):1899-911. Disponible en: https://www.ncbi.nlm.nih.gov/pmc/articles/PMC4042017/.

49)Simmons RK, Echouffo JB, Sharp SJ, Sargeant LA, Williams KM, Prevost AT, et al. Screening for type 2 diabetes and population mortality over 10 years (ADDITION-Cambridge): a cluster-randomised controlled trial. Lancet [Internet]. 2012 Nov [citado 13 Dic 2019];380(9855):1741-8. Disponible en: https://www.ncbi.nlm.nih.gov/pmc/articles/PMC3607818/.

50)Arnold Y, Castelo L, Licea M, Medina I. Comportamiento de indicadores epidemiológicos de morbilidad por diabetes mellitus en Cuba, 1998-2009. Rev Esp Cardiol [Internet]. 2012 Sep [citado 13 Dic 2019];16(1):1-6. Disponible en: http://www.redalyc.org/articulo.oa?id=203124341004.

51)Izquierdo DM, Jiménez JV. Detección precoz de pacientes con riesgo de diabetes mellitus en la atención primaria de salud. Rev. Méd. Electrón [Internet]. 2015 Sep [citado 13 Dic 2019];37(5):469-78. Disponible en: http://scielo.sld.cu/scielo.php?script=sci_arttext&pid=S1684-18242015000500006&lng=pt&tlng=es.

52)Trujillo GZ, Sánchez BV, Alpizar ER, Cruz MC. Caracterización de los pacientes diabéticos tipo 2 ingresados en el Centro de Atención al Diabético de Cienfuegos. Rev Finlay [Internet]. 2016 Dic [citado 13 Dic 2019];6(4):2221-434. Disponible en: http://scielo.sld.cu/scielo.php?script=sci_arttext&pid=S2221-24342016000400005.

53)Tavares CA, Wajchjenberg BL, Rochitte C, Lerario AC. Screening for asymptomatic coronary artery disease in patients with type 2 diabetes mellitus. Arch Endocrinol Metab [Internet]. 2016 Abr [citado 13 Dic 2019];60(2):143-51. Disponible en:

http://www.scielo.br/scielo.php?script=sci_arttext&pid=S2359-39972016000200143&lng=en&nrm=iso&tlng=en.

54) Lóriga GO, Pastrana RI, Quintero PW. Características clínico epidemiológicas de pacientes con infarto miocárdico agudo. Rev Ciencias Médicas [Internet]. 2013 Dic [citado 13 Dic 2019];17(6):37-50. Disponible en: http://scielo.sld.cu/scielo.php?script=sci_arttext&pid=S1561-31942013000600005&lng=pt&tlng=es.

55) Sharma AK, Khanna D. Diabetes mellitus associated cardiovascular signalling alteration: a need for the revisit. Cell Signal [Internet]. 2013 May [citado 3 Ene 2020];25(5):1149-55. Disponible en: http://www.sciencedirect.com/science/article/pii/S0898656813000338?via%3Dihub.

56) Martín TI, Sevillano CC, Segura GA, Javier CF. Type 2 diabetes and cardiovascular disease: ¿Have all risk factors the samestrength? World J Diabetes [Internet]. 2014 Ago [citado 3 Ene 2020];5(4):444-70. Disponible en: https://www.ncbi.nlm.nih.gov/pmc/articles/PMC4127581/.

57) Cavender MA, Steg PG, Smith SC, Eagle K, Ohman EM, Goto S, et al. Impact of Diabetes Mellitus on Hospitalization for Heart Failure, Cardiovascular Events, and Death: Outcomes at 4 Years from the Reduction of Atherothrombosis for Continued Health (REACH) Registry. Circulation [Internet]. 2015 Sep [citado 13 Dic 2019];132(10):923-31. Disponible en: http://circ.ahajournals.org/content/132/10/923.long.

58) López BL, Cosín J, Elosua R, Cabadés A, de los Reyes M, Arós F, et al. Prevalencia de angina y factores de riesgo cardiovascular en las diferentes comunidades autónomas de España: estudio PANES. Rev Esp Cardiol[Internet]. 2019 Ene [citado 3 Ene 2020];52(12):1045-56. Disponible en: http://www.sciencedirect.com/science/article/pii/S0300893299750359.

59) Colomo N, Linares F, Rubio ME, Moreno MJ, Mora M, García AM, et al. Stress hyperglycaemia in hospitalized patients with coronary artery disease and type 2 diabetes risk. Eur J Clin Invest [Internet]. 2013 Oct

[citado 3 Ene 2020];43(10):1060-8. Disponible en: https://www.onlinelibrary.wiley.com/doi/10.1111/eci.12144/full.

60)Haffner SM, Alexander CM, Cook TJ, Boccuzzi SJ, Musliner TA, Pedersen TR, et al. Reduced coronary events in simvastatin-treated patients with coronary heart disease and diabetes or impaired fasting glucose levels: subgroup analyses in the Scandinavian Simvastatin Survival Study. Arch Intern Med [Internet]. 2009 Dic [citado 3 Ene 2020];159(22):2661-7. Disponible en: https://www.ncbi.nlm.nih.gov/pubmed/10597756.

61)Jiménez CJ, Díaz CO, Barrabés JA, de la Villa BG, Peris VB, Palop RL, et al. Actualización en cardiopatía isquémica y cuidados críticos cardiológicos. Rev esp cardiol [Internet]. 2019 Mar [citado 3 Ene 2020]; 66(3):198-204. Disponible en: http://www.sciencedirect.com/science/article/pii/S0300893212006458.

62)Armas RN, Dueñas HA, de la Noval GR, Ortega TY, González MA, Salinas AM. Cardiopatía Isquémica en Cuba. Una puesta al día. Rev Cub Cardiol Cirugía Cardiovasc [Internet]. 2015 Nov [citado 3 Ene 2020]; 21(3): [aprox. 7 p.]. Disponible en: http://www.revcardiologia.sld.cu/index.php/revcardiologia/article/view/597/html_11.

63)Spence JD, Pilote L. Importance of sex and gender in atherosclerosis and cardiovascular disease. Atherosclerosis [Internet]. 2015 Jul [citado 3 Ene 2020]; 241(1):208-10. Disponible en: http://www.sciencedirect.com/science/article/pii/S0021915015010242?via%3Dihub.

64)Mathur P, Ostadal B, Romeo F, Mehta JL. Gender-Related Differences in Atherosclerosis. Cardiovasc Drugs Ther [Internet]. 2015 Aug [citado 3 Ene 2020]; 29(4):319-27. Disponible en: https://link.springer.com/article/10.1007%2Fs10557-015-6596-3.

65)Masson W, Siniawski D, Krauss J, Cagide A. Aplicabilidad clínica de la función de Framingham a 30 años. Utilidad en la estratificación del riesgo cardiovascular y en el diagnóstico de placa aterosclerótica carotídea. Rev Esp Cardiol [Internet]. 2017 [citado 3 Ene 2020]; 64(4):305-11. Disponible en:

http://www.revespcardiol.org/es/aplicabilidad-clinica-funcion-framingham-30/articulo/90002080/.

66) Diamond GA, Forrester JS. Analysis of probability as an aid in the clinical diagnosis of coronary artery disease. N Engl J Med [Internet]. 2017 [citado 3 Ene 2020]; pp. 1350-1358. Disponible en: http://dx.doi.org/10.1056/NEJM197906143002402.

67) Pryor DB, Shaw L, McCants MK, Lee KL, Mark DB, Harrell FE, et al. Value of the history and physical in identifying patients at increased risk for coronary artery disease. Ann Intern Med [Internet]. 2015 Nov [citado 3 Ene 2020]; pp. 81-90. Disponible en: http://www.soapnote.org/cardiovascular/stress-testing-chd/

68) Mark DB, Shaw L, Harrell FE, Hlatky MA, Lee KL, Bengtson JR, et al. Prognostic value of a treadmill exercise score in outpatients with suspected coronary artery disease. N Engl J Med [Internet]. 2016 Oct [citado 23 Mar 2020]; pp. 849-853. Disponible en: http://dx.doi.org/10.1056/NEJM199109193251204.

69) Makki N, Brennan TM, Girotra S. Acute coronary syndrome. J Intensive Care Med [Internet]. 2015 May [citado 23 Mar 2020]; 30(4): 186-200. Disponible en: https://www.ncbi.nlm.nih.gov/pubmed/24047692.

70) Sanchis-Gomar F, Perez-Quilis C, Leischik R, Lucia A. Epidemiology of coronary heart disease and acute coronary syndrome. Ann Transl Med [Internet]. 2016 Jul [citado 23 Mar 2020]; 4(13): 1-12. Disponible en: https://www.ncbi.nlm.nih.gov/pmc/articles/PMC4958723/.

71) Mozaffarian D, Benjamin EJ, Go AS, Arnett DK, Blaha MJ, Cushman M, et al. Executive Summary: Heart Disease and Stroke Statistics-2016 Update. Circulation [Internet]. 2016 Ene [citado 23 Mar 2020]; 133(1): 447-455. Disponible en: http://circ.ahajournals.org/content/133/4/447.

72) Tan YY, Gast G-CM, Van der Schouw YT, Banks AD, Eastwood JA, Doering LV, et al. Gender differences in risk factors for coronary heart disease. Maturitas [Internet]. 2010 Feb [citado 23 Mar 2020]; 65(2): 149-160. Disponible en: https://www.ncbi.nlm.nih.gov/pubmed/19897327.

73) Roffi M, Patrono C, Collet J-P, Mueller C, Valgimigli M, Andreotti F, et al. 2015 ESC Guidelines for the management of acute coronary syndromes in patients presenting without persistent ST-segment elevation. Eur Heart

J [Internet]. 2016 Ene [citado 23 Mar 2020]; 37(3): 267-315. Disponible en: https://www.ncbi.nlm.nih.gov/pubmed/26320110.

74) Canto AJ, Kiefe CI, Goldberg RJ, Rogers WJ, Peterson ED, Wenger NK, et al. Differences in symptom presentation and hospital mortality according to type of acute myocardial infarction. Am Hear J [Internet]. 2012 Abr [citado 23 Mar 2020]; 163(4): 572-579. Disponible en: https://www.ncbi.nlm.nih.gov/pubmed/22520522

75) Sabatel Pérez F, Baquero Alonso M, Rodríguez Padial L. Protocolo de interpretación de electrocardiograma y pruebas de laboratorio en el síndrome coronario agudo. Med [Internet]. 2017 Jun [citado 23 Mar 2020]; 12(37): 2253-2255. Disponible en: https://www.sciencedirect.com/science/article/pii/S0304541217301774.

76) Vargas-Alarcón G, Fragoso JM, Delgadillo H. Acute coronary syndrome. Physiopathology and genetics. Rev Investig Clin org Hosp Enf Nutr [Internet]. 2011 Ene [citado 23 Mar 2020]; 63(1): 64-74. Disponible en: https://www.ncbi.nlm.nih.gov/pubmed/21585011.

77) Fadini EH, Brunori R, Lopes CT, Ruiz AM, Cavalcante Z, Santos VB, et al. Asociación de factores de riesgo cardiovasculares con las diferentes presentaciones del síndrome coronario agudo. Rev. Latino-Am. Enfermagem [Internet]. 2014 Jul [citado 23 Mar 2020]; 2(4): 538-546. Disponible en: http://www.scielo.br/pdf/rlae/v22n4/es_0104-1169-rlae-22-04-00538.pdf.

78) Damkondar DR, Raman R, Suganeswari G, Kulothungan V, Sharma T. Assessing Framingham cardiovascular risk scores in subjects with diabetes and their correlation with diabetic retinopathy. Indian J Ophthalmol [Internet]. 2012 Ene [citado 23 Mar 2020]; 60(1): 45-48. Disponible en: https://www.ncbi.nlm.nih.gov/pubmed/22218246.

79) Thygesen K, Alpert J, Jaffe A, Simoons M, Chaitman B, White H. Third universal definition of myocardial infarction. Clin Biochem [Internet]. 2013 Oct [citado 23 Mar 2020]; 126(16): 2020-2078 Disponible en: https://www.sciencedirect.com/science/article/pii/S0735109712028963?via%3Dihub.

80) Thygesen K, Alpert J, Jaffe A, Chaitman B, Bax J, Morrow D, White D and Executive Group on behalf of the Joint European Society of

Cardiology (ESC)/American College of Cardiology (ACC)/American Heart Association (AHA)/World Heart Federation (WHF) Task Force for the Universal Definition of Myocardial Infarction. Fourth Universal Definition of Myocardial Infarction (2018). JAAC [Internet]. 2018 [citado 23 Mar 2020]; 25285. Disponible en: http://www.onlinejacc.org/content/early/2018/08/22/j.jacc.2018.08.1038/T3.

81) Fernández A, Rodríguez A, Beltrán JR, Toro JM, Chavarriaga JC, Senior JM. Características epidemiológicas, clínicas, tratamiento y pronóstico de los pacientes con diagnóstico de síndrome coronario agudo en unidad especializada. Acta Med Colomb [Internet]. 2014 Mar [citado 23 Mar 2020]; 39(1):1-8. Disponible en: http://actamedicacolombiana.com/ojs/index.php/actamed/article/viewFile/250/110.

82) Hamm CW, Bassand JP, Agewall S, Bax J, Boersma E, Bueno H, et al. Guía de práctica clínica de la ESC para el manejo del síndrome coronario agudo en pacientes sin elevación persistente del segmento ST. Rev Esp Cardiol [Internet]. 2012 [citado 23 Mar 2020]; 65(2): 1-55. Disponible en: http://www.revespcardiol.org/contenidos/static/avance_guias/Guia2012_3.pdf.

83) Omland T, Pfeffer MA, Solomon SD, De Lemos JA, Rosjo H, Benth JŠ, et al. Troponina elevada en pacientes sin síndrome coronario agudo. Rev Esp Cardiol [Internet]. 2015 Jun [citado 23 Mar 2020]; 68(6): 469-476. Disponible en: http://www.revespcardiol.org/es/troponina-elevada-pacientes-sin-sindrome/articulo/90429495/.

84) Segura de la Cal T, Carbonell San Román SA, Zamorano Gómez JL. Síndrome coronario agudo. Med - Programa Form Med Contin Acred [Internet]. 2017 Sep [citado 23 Mar 2020]; 30(20): 1-6. Disponible en: https://www.sciencedirect.com/science/article/pii/S0120563318300020.

85) Alfaleh H, Elasfar AA, Ullah A, et al. Acute heart failure with and without acute coronary syndrome: Clinical correlates and prognostic impact (From the HEARTS registry). BMC Cardiovasc Disord [Internet]. 2016

May [citado 23 Mar 2020]; 16(98): 1-12. Disponible en: https://www.ncbi.nlm.nih.gov/pmc/articles/PMC4875586/.

86) Schnabel RB, Post F, Blankenberg S. Diagnosis of acute coronary syndrome. Dtsch Med Wochenschr [Internet]. 2014 Ene [citado 23 Mar 2020]; 139(1): 1-12. Disponible en: https://www.ncbi.nlm.nih.gov/pubmed/24446046.

87) Gonzales K, Adolphe AB, Skipper B. Novel biomarkers for the prediction of acute coronary syndrome. Journ Clin Lipid [Internet]. 2013 May [citado 23 Mar 2020]; 7(3): 246-247. Disponible en: https://www.lipidjournal.com/article/S1933-2874(13)00091-3/abstract.

88) Rubini MA, López BE, Rubini SA, Mueller CH. Biomarcadores en el paciente con dolor torácico: pasado, presente y futuro. Emergencias [Internet]. 2014 Ago [citado 23 Mar 2020]; 26(3): 221-226. Disponible en: https://medes.com/publication/91255.

89) Eyuboglu M. Valores de troponina elevados en pacientes sin síndrome coronario agudo: ¿cuál es el diagnóstico real? Rev Esp Card [Internet]. 2015 [citado 23 Mar 2020]; 68(10): 912-913. Disponible en: http://www.revespcardiol.org/es/valores-troponina-elevados-pacientes-sin/articulo/90439174/.

90) O'Connor RE, Al Ali AS, Brady WJ, Ghaemmaghami CA, Menon V, Welsford M, et al. Part 9: Acute Coronary Syndromes. Circul [Internet]. 2015 Nov [citado 23 Mar 2020]; 132(18): 843-502. Disponible en: http://circ.ahajournals.org/content/132/18_suppl_2/S483.

91) Alquézar Arbé A, Santaló Bel M, Sionis A. Interpretación clínica de la determinación de troponina T de elevada sensibilidad. Med Clin [Internet]. 2015 Sep [citado 23 Mar 2020]; 154(6): 258-263. Disponible en: https://www.sciencedirect.com/science/article/pii/S0025775314008148.

92) Hominal M, Zapata G, Llanes P, López J. Significado clínico de estudios de perfusión miocárdica normal por spect con electrocardiograma de estrés positivo clinical value of normal myocardial perfusion SPECT with positive stress exercise. Rev Fed Arg Cardiol [Internet]. 2013 Feb [citado 23 Mar 2020]; 42(3):195-9. Disponible en: http://www.fac.org.ar/1/revista/13v42n3/art_orig/arorig03/hominal.pdf.

93) Aristizabal J, Senior J, Fernandez A, Rodriguez A, Acosta N. Validación de las escalas de riesgo TIMI y GRACE para el síndrome coronario agudo en una cohorte contemporánea de pacientes. Act Med Colomb [Internet]. 2017 Ene [citado 23 Mar 2020]; 40(1): 1-3. Disponible en: http://www.scielo.org.co/scielo.php?script=sci_arttext&pid=S0120-24482015000100017.

94) García de Castro AM, Narváez Mayorga I, Rodríguez Padial L. Protocolo sobre estratificación y factores de riesgo en pacientes con síndrome coronario agudo. Med [Internet]. 2017 Jun [citado 23 Mar 2020]; 12(37): 2248-2252. Disponible en: https://www.sciencedirect.com/science/article/pii/S0304541217301762.

95) De Zan MC, Capunay C, Rodríguez-Granillo GA, Deviggiano A, Campisi R, de Munain ML, et al. Perfusión miocárdica con tomografía computarizada de doble energía en pacientes con probabilidad intermedia a elevada de enfermedad coronaria. RACI [Internet]. 2015 Nov [citado 23 Mar 2020]; 6(2):81-6. Disponible en: https://www.researchgate.net/publication/282330697.

96) Seitun S, Morelli MC, Budaj I, Boccalini S, Pregliasco AG, Valbusa A, et al. Técnica de imagen de perfusión miocárdica con tomografía computarizada de estrés: un nuevo tema en cardiología. Rev Esp Cardiol [Internet]. 2016 Feb [citado 23 Mar 2020]; 69(2):188-200. Disponible en: http://www.revespcardiol.org/es/tecnica-imagen-perfusion-miocardica-con/articulo/90447873/.

97) Alama M, Labos C, Emery H, Iwanochko RM, Freeman M, Husain M, et al. Diagnostic and prognostic significance of transient ischemic dilation (TID) in myocardial perfusion imaging: A systematic review and meta-analysis. J Nucl Cardiol [Internet]. 2017 Sep [citado 23 Mar 2020]; 42(2): [Aprox 5 p.]. Disponible en: https://link.springer.com/article/10.1007%2Fs12350-017-1040-7.

98) Fernández MJ, Casasnovas IS, Hoyo FD del. Protocolo diagnóstico-terapéutico del síndrome coronario agudo sin elevación del segmento ST

en Urgencias. Med – Programa Form Médica Contin Acreditado [Internet]. 2015 Oct [citado 23 Mar 2020];11(87): 5209-5013. Disponible en: https://dialnet.unirioja.es/servlet/articulo?codigo=5219432.

99)Switaj TL, Christensen SR, Brewer DM. Acute coronary syndrome: Current treatment. Am Fam Physician [Internet]. 2017 Feb [citado 23 Mar 2020]; 95(4): 232. Disponible en: https://www.ncbi.nlm.nih.gov/pubmed/28290631.

100) Andersen JG, Klow N-E, Johansen O. Safe and feasible immediate retransfer of patients to the referring hospital after acute coronary angiography and percutaneous coronary angioplasty for patients with acute coronary syndrome. Eur Hear journal Acute Cardiovasc Care [Internet]. 2013 Sep [citado 23 Mar 2020]; 2(3): 256-261. Disponible en: https://www.ncbi.nlm.nih.gov/pubmed/242228.

101) Salinas Romero, J, Arana Alcivar, Y, Sánchez León, D, & Guachi Criollo, A. Agentes antiagregantes en los síndromes coronarios agudos. RECIMUNDO [Internet]. 2020 [citado 23 May 2020]; 4(1), 71-83. Disponible en:https://www.10.26820/recimundo/4.

102) Arredondo Bruce AE, Acuña Sobrino JA, Arredondo Rubido AE. Dosificación de la aspirina en el síndrome coronario agudo. Rev. Med. Electrón. [Internet]. 2015 Ago [citado 2021 Feb 07]; 37(4): 364-373. Disponible en: http://scielo.sld.cu/scielo.php?script=sci_arttext&pid=S1684-18242015000400007&lng=es.

103) Di Sciascio G, Patti G, Pasceri V, Colonna G, Mangiacapra F, Montinaro A, et al. Clopidogrel reloading in patients undergoing percutaneous coronary intervention on chronic clopidogrel therapy: results of the ARMYDA-4 RELOAD (Antiplatelet therapy for Reduction of MYocardial Damage during Angioplasty) randomized trial. Eur Heart J [Internet]. 2015 Jun [citado 2021 Feb 07]; 31(11):1337-43. Disponible en: http://10.1093/eurheartj/ehq081.

104) Patti G, Pasceri V, Mangiacapra F, Colonna G, Vizzi V, Ricottini E, Montinaro A, et al. Efficacy of clopidogrel reloading in patients with acute

coronary syndrome undergoing percutaneous coronary intervention during chronic clopidogrel therapy (from the Antiplatelet therapy for Reduction of MYocardial Damage during Angioplasty [ARMYDA-8 RELOAD-ACS] trial). Am J Cardiol [Internet]. 2015 Jul [citado 2021 Feb 07]; 112(2):162-8. Disponible en: http://10.1016/j.amjcard.2013.03.008.

105) Creager MA. Results of the CAPRIE trial: efficacy and safety of clopidogrel. Clopidogrel versus aspirin in patients at risk of ischaemic events. Vasc Med [Internet]. 1998 [citado 2021 Feb 07]; 3(3):257-60. Disponible en:http://10.1177/1358836X9800300314.

106) Mahmoudi M, Syed AI, Ben-Dor I, Gonzalez M, Maluenda G, Gaglia MA, et al. Safety and efficacy of clopidogrel reloading in patients on chronic clopidogrel therapy who present with an acute coronary syndrome and undergo percutaneous coronary intervention. Am J Cardiol[Internet]. 2011 Jun [citado 2021 Feb 07]; 107(12):1779-82. Disponible en:http://10.1016/j.amjcard.2011.02.327.

107) Galve E, Cordero A, Bertomeu Martínez V, Fácila L, Mazón P, Alegría E, et al. Novedades en cardiología: riesgo vascular y rehabilitación cardiaca. Rev Esp Cardiol [Internet]. 2015 [citado 2021 Feb 07]; 68(2):136-43. Disponible en: http://www.revespcardiol.org/es/novedades-cardiologia-riesgo-vascular-rehabilitacion/articulo/90376686/

108) Hornez FE, Carvajal YE, Carvajal YN. Prueba de perfusión miocardica versus coronariografía en el diagnóstico de cardiopatía isquémica. Caja Petrolera de Salud Santa Cruz-Bolivia. Rev Cient Cienc Méd [Internet]. 2015 May [citado 2021 Feb 07]; 18(1):22-6. Disponible en: http://www.scielo.org.bo/scielo.php?script=sci_arttext&pid=S1817-74332015000100005&lng=pt&tlng=es.

109) Comin-Colet J, Anguita M, Formiga F, Almenar L, Crespo MG, Manzano L, et al. Calidad de vida relacionada con la salud de los pacientes con cardiopatía isquémica en España. Rev Esp Cardiol [Internet] 2015 [citado 2021 Feb 07]; 69(3): 256-271. Disponible en: http://dx.doi.org/10.1016/j.recesp.2015.07.034.

110) Castellano JM, Narula J, Castillo J, Fuster V. Promoción de la salud cardiovascular global: estrategias, retos y oportunidades. Rev Esp

Cardiol [Internet]. 2014 [citado 2021 Feb 07]; 67(9):724-30. Disponible en: http://www.revespcardiol.org/es/promocion-salud-cardiovascular-global-estrategias/articulo/90341406/.

111) Elosua R. Las funciones de riesgo cardiovascular: utilidades y limitaciones. Rev Esp Cardiol [Internet]. 2014 [citado 2021 Feb 07]; 67(2):77-9. Disponible en: http://www.revespcardiol.org/es/las-funciones-riesgo-cardiovascular-utilidades/articulo/90267565/.

112) Duvalón Soto D, Pelayo Vásquez S, Candelario González M. Intervención educativa sobre Cardiopatía Isquémica en adultos mayores. Policlínico Juan Manuel Márquez. Marzo 2018- abril 2019. Rev Méd Electrón [Internet]. 2020[citado 2021 Feb 07]; 39(2). Disponible en: http://www.revmedicaelectronica.sld.cu/index.php/rme/article/view/2239/3784.

113) Redondo F.Cardiovascular Disease Statistics 2015. Rev Esp Cardiol [Internet]. 2018 [citado 2021 Feb 07]; 47(6): 324-20. Disponible en: http://www.americanheart.org/presenter.jhtml?identifier=4478.

114) Aranda Reyes R, Forcelledo Llano CR, Núñez Díaz BC, Méndez Romero G, García Alúm N. Intervención educativa en adultos mayores para una longevidad satisfactoria. Rev Ciencias Médicas [Internet] 2011 [citado 2021 Feb 07]; 12(2):9-10. Disponible en: http://scielo.sld.cu/scielo.php?script=sci_arttext&pid=S1561-31942011000200017.

115) Brevis Urrutia I, Valenzuela Suazo S, Sáez Carrillo K. Efectividad de una Intervención Educativa de Enfermería sobre la Modificación de Factores de Riesgo Coronarios. Cienc. Enferm. [Internet]. 2014 Dic [Citado 2021 Jun 20]; 20(3): 43-57. Disponible en: Http://Www.Scielo.Cl/Scielo.Php?Script=Sci_Arttext&Pid=S0717-95532014000300005&Lng=Es.

116) Inglis S, Clark R, Mc Alister F, Ball J, Lewinter C, Cullington D, et al. Structured telephone support or telemonitoring programmes for patients with chronic heart failure. Cochrane Database of Systematic

Reviews [Internet] 2011 [citado 2021 Feb 07]; 12(2):9-10. 2010. Disponible en: http://onlinelibrary.wiley.com/doi/10.1002/14651858.CD007228.pub2/abstract.

117) Albelo Rey M. Programa de intervención educativa para incrementar nivel de conocimientos sobre cardiopatía isquémica en pacientes del municipio Venezuela.Medi-Ciego [Internet]. 2008 [citado 20 Jun 2021]; 14(2): [aprox. 0 p.]. Disponible en: http://www.revmediciego.sld.cu/index.php/mediciego/article/view/2151.

118) Alemán Bruner MC, Guerra Rodríguez Y, Rodríguez Heredia O, Castañeda Souza A. Intervención educativa para elevar el nivel de conocimientos sobre coronariopatías en adolescentes. AMC [Internet]. 2012 Feb [citado 2021 Jun 20]; 16(1): 62-70. Disponible en: http://scielo.sld.cu/scielo.php?script=sci_arttext&pid=S1025-02552012000100008&lng=es.

119) Wennberg D, Marr A, Lang L, O'Malley S, Bennett G. A Randomized Trial of a Telephone Care-Management Strategy. N Engl J Med [Internet] 2010 [citado 20 Jun 2021]; 363: 1245-55. Disponible en: http://www.nejm.org/doi/full/10.1056/NEJMsa0902321.

120) Flamarique Pascual A, Esteban Zubero E, Ruiz Ruiz FJ, Ruiz Laiglesia F. Utilidad de los programas de intervención en el control evolutivo de los pacientes con cardiopatía isquémica. Gac Med Mex [Internet] 2017 May [citado 20 Jun 2021]; 153:590-597. Disponible en: http://www.anmm.org.mx/GMM/2017/n5/GMM_153_2017_5_590-597.pdf.

# ANEXOS:

**ANEXO #1:**

CONSENTIMIENTO INFORMADO

Yo, _______________________________________ he sido informado de los objetivos que se han trazado con este estudio y se me han detallado toda la participación que he de tener en el mismo. Se me pidió voluntariamente la participación en aras de contribuir al desarrollo de la medicina y al mejoramiento de los niveles sanitarios de la población.

Además, previo convenio con el autor de la investigación se me aseguran los siguientes derechos:

1. Puedo abandonar el estudio cuando lo desee, sin temor a incurrir en problemas legales.

2. En caso de requerir atención médica se me brindará sin condición alguna.

3. En caso de necesitar algún tipo de terapia y/o tratamiento se hará siempre previo convenio con mi persona y conociendo los pormenores de dicha terapia.

Por todo lo anterior doy mi consentimiento de participar en la investigación Programa educativo en adultos mayores con coronariopatías para el control de los factores de riesgo modificables del CMF# 6, del poblado de Esperanza, Municipio de Ranchuelo, a los ____ días del mes ___________del año 201___.

| | |
|---|---|
| Nombre y Apellidos del paciente | Nombre y Apellidos del Autor |
| Firma | Firma |

**ANEXO #2:**

**FECHA: __/__/__**

ENCUESTA:

**1-Paciente:**

-Nombre y Apellidos:-------------------------------------------------------------------------------

----

-Edad:---------------------------------------- Sexo:-------------------------------------------------

----

**2-Grado de escolaridad:**

Iletrada: ------------------

Primaria: -----------------

Secundaria: -------------

Pre universitario: --------

Universitario: ------------

**3-Ocupación:**

Administrativo: --------

Obrero: -----------------

Jubilado: ---------------

Ama de casa: ----------

Desocupado: -----------

Profesional: ------------

**4-Evaluación Nutricional:**

Peso: -------------

Talla: --------------

IMC: ---------------

EN: -----------------

**5--¿Usted cumple las indicaciones del médico para el tratamiento de su enfermedad?**

a) ___Sí

b) ___No

**6- Usted realiza ejercicios físicos:**

a) ___Sí

b) ___No

**Tiempo empleado en minutos:**

**N° de veces por semana:**

**7- Hábitos Tóxicos:**

Bebe alcohol: Sí ____ No ____

Fuma: Sí ____ No ____

**8- Hospitalizaciones en los últimos 12 meses por descompensación de su enfermedad:**

..........Ninguno..........1..........2..........3..........Más de 3

**9- Tensión Arterial en mm de Hg:**

- Primera toma: ___ / ____mmHg.
- Segunda toma: ___ / ____mmHg.
- Promedio: ___ / ____mmHg.

**10-Controles médicos realizados de acuerdo con el programa:**

| | Consulta de seguimiento. | | |
|---|---|---|---|
| | 1er control | 2do control | 3er control |
| Evaluación nutricional. | | | |
| Cumplimiento del tratamiento. | | | |
| Consumo de tabaco. | | | |
| Consumo de alcohol. | | | |
| Actividad física. | | | |
| Número de ingresos. | | | |
| Control de la presión arterial. | | | |

**ANEXO #3:**

ENCUESTA DE CONOCIMIENTO (V O F) UTILIZADA PARA LA EVALUACIÓN ESTADÍSTICA DE LA DE INTERVENCIÓN EDUCATIVA.

1-------- La HTA con el consumo de tabaco puede provocar, Infarto del corazón, Hemorragia Cerebral y Daño renal.

2-------- La ingestión de bebidas alcohólicas me ayuda en el control de mi enfermedad.

3-------- La restricción de sal en la dieta es necesario para controlar la HTA y es vital cuando la enfermedad progresa.

4-------- El fumar está contraindicado en los pacientes con coronariopatías por ser este un factor de riesgo de eventos cardiovasculares.

5------- La hipertensión arterial disminuye el riesgo de una persona de tener trastornos en las arterias coronarias, en particular a medida que la persona envejece.

6-------- Dentro de los riesgos asociados con la descompensación de la enfermedad encontramos el tratamiento inadecuado, la obesidad y las crisis hipertensivas.

7--------- Los niveles elevados de colesterol y triglicéridos en sangre no me perjudican en lo absoluto.

8-------- El ejercicio físico disminuye las complicaciones de la HTA y evita la obesidad.

9-------- La enfermedad isquémica coronaria afecta solo a las personas de la tercera edad.

10------- El cumplimiento terapéutico, tanto farmacológico como no farmacológico, es uno de los aspectos preventivos para evitar complicaciones de mi enfermedad.

**ANEXO #4:**

Instructivo:

Respuestas de la encuesta de conocimientos.

1----V---- La HTA con el consumo de tabaco puede provocar, Infarto del corazón, Hemorragia Cerebral y Daño renal.

2---F----- La ingestión de bebidas alcohólicas me ayuda en el control de mi enfermedad.

3---V----- La restricción de sal en la dieta es necesario para controlar la HTA y es vital cuando la enfermedad progresa.

4----V---- El fumar está contraindicado en los pacientes con coronariopatías por ser este un factor de riesgo de eventos cardiovasculares.

5---F---- La hipertensión arterial disminuye el riesgo de una persona de tener trastornos en las arterias coronarias, en particular a medida que la persona envejece.

6----V---- Dentro de los riesgos asociados con la descompensación de la enfermedad encontramos el tratamiento inadecuado, la obesidad y las crisis hipertensivas.

7----F----- Los niveles elevados de colesterol y triglicéridos en sangre no me perjudican en lo absoluto.

8---V----- El ejercicio físico disminuye las complicaciones de la HTA y evita la obesidad.

9---F----- La enfermedad isquémica coronaria afecta solo a las personas de la tercera edad.

10---V---- El cumplimiento terapéutico, tanto farmacológico como no farmacológico, es uno de los aspectos preventivos para evitar complicaciones de mi enfermedad.

**Clave de las respuestas:**A cada pregunta se le dio un valor de 10 puntos. La evaluación se realizará de la forma siguiente:

**69 puntos o menos – malos.70 a 79 puntos – regulares.80 y más – buenos.**

**ANEXO #5:**

PROGRAMA EDUCATIVO DIRIGIDO A ADULTOS AFECTADOS CON CORNARIOPATIAS:

1-Aspectos generales:

El programa educativo estará dirigido a adultos afectados con coronariopatías pertenecientes al Consultorio Médico de Familia # 6 del poblado de Esperanza, del municipio Ranchuelo, tomando como universo para el estudio 37 pacientes pertenecientes al mismo. Se realizará en el período comprendido entre octubre 2018 a diciembre 2020. Los contenidos que abordará estarán determinados por las regularidades arrojadas del diagnóstico individual y grupal para satisfacer la necesidad de profundizar en diferentes temáticas que contribuyan a enriquecer los conocimientos y habilidades para modificar los factores de riesgo y reducir la morbimortalidad.

2-Fundamentación:

Dirigido a adultos afectados con coronariopatías pertenecientes al Consultorio Médico de Familia # 6 del poblado de Esperanza. A partir de la observación de la realidad en el área de trabajo se pudo constatar deficiencias en la calidad de las acciones de promoción y prevención de la salud en adultos mayores con Coronariopatías. El conocimiento sobre los factores de riesgo asociados con la descompensación de la enfermedad, son insuficientes, favoreciendo en múltiples ocasiones la aparición de complicaciones, determinado por el tratamiento inadecuado, la obesidad, la hiperlipoproteinemia, la ingestión de alcohol, el hábito de fumar, así como por las crisis hipertensivas. Para ofrecer solución a la situación problémica expuesta el autor propone un Programa Educativo para la prevención y control de los factores de riesgo modificables en adultos mayores con coronariopatías que contribuya a la identificación y control de los factores de riesgo modificables por las ventajas en lo personal, social y económico que se derivan.

3-Objetivo General:

Desarrollar un programa educativo en adultos mayores con coronariopatías para mejorar el control de los factores de riesgo modificables.

4-Contenidos:

Cada una de las sesiones estará compuesta por tres momentos fundamentales: introducción del tema, desarrollo y conclusiones de la actividad.

Los contenidos a abordar en las diferentes sesiones del programa educativo serán:

| No del tema. | Duración de la Sesión. | Total. |
|---|---|---|
| Tema 1:Enfoque general sobre coronariopatías. | 1 hora | 1 hora |
| Tema 2: Principales factores de riesgo y su repercusión en la calidad de vida. | 1 hora | 1 hora |
| Tema 3: Importancia de la adecuada alimentación. | 1 hora | 1 hora |
| Tema 4: Actividad Física. ¿Cómo mantener el cuerpo saludable? | 1 hora | 1 hora |
| Tema 5: Hábitos Tóxicos y sus efectos perjudiciales para la salud. | 1 hora | 1 hora |
| Tema 6: Riesgos al asumir una conducta irresponsable en cuanto al incumplimiento del tratamiento farmacológico y no farmacológico. | 1 hora | 1 hora |
| Tema 7: Repercusión que en el ámbito económico y en el plano laboral producen las complicaciones y secuelas de una enfermedad descompensada. | 1 hora | 1 hora |
| Tema 8: Evaluación final de la intervención educativa. | 1 hora | 1 hora |

5-Orientaciones metodológicas

Se empleará metodología activa y participativa posibilitando el desarrollo de una comunicación, mediante el cual el auditorio aprenderá y construirá su conocimiento, promoviendo el diálogo, discusión y confrontación de ideas de las participantes en un ambiente de respeto y tolerancia, mediante los métodos de enseñanza como dinámicas de presentación, conferencia, conferencia audiovisual, foro, entre otras. Cada grupo recibirá por separado ocho sesiones de 1 hora de duración los días martes y jueves según esté determinado en el cronograma, con frecuencia mensual.

6-Evaluación:

La evaluación del programa educativo se realizó desde dos perspectivas:

-conocer si se han logrado los objetivos propuestos.

-determinar si el objetivo trazado en el programa se ha realizado de acuerdo a lo esperado.

La evaluación se realizará durante todo el proceso de intervención: antes, durante y al final:

Antes de aplicar el programa educativo

La primera evaluación se realizará antes de iniciar la intervención, de forma individual se aplicará cuestionario (Ver anexo 3) diagnóstico individual de las necesidades de aprendizaje y grupal a través de técnicas de análisis y expositiva para la realización de la evaluación de consolidación general y la elaboración del diagnóstico educativo.

Durante la aplicación del programa educativo

La evaluación del proceso será participativa como sujeto activo, mediante los procedimientos de autoevaluación, coevaluación y heteroevaluación en cada actividad. Se aprovecha la sesión para analizar la evolución de los adultos mayores con coronariopatías en la modificación de los factores de riesgo y retroalimentar el proceso.

Después de aplicado el programa educativo

Al finalizar el programa se realizará una segunda evaluación para valorar los cambios en el nivel de información y se aplicará el mismo instrumento utilizado antes de iniciar la intervención.

Se realiza la evaluación de los indicadores, variables identificados para medir la efectividad de la intervención, especificando el período que será evaluado y comparando los resultados ANTES y DESPUÉS, según el problema de salud que fue objeto de la investigación y los factores modificables como la actividad física, las cifras de tensión arterial, el consumo de sal en la dieta,control del peso corporal,el hábito de fumar, la ingestión de bebidas alcohólicas y el aumento del nivel de información en la población estudiada.

7- Planificación de las unidades temáticas:

**Sesión# 1.**

Asunto: Enfoque general sobre Coronariopatías.

Objetivos:

1-Crear un ambiente de desinhibición y confianza.

2-Presentar el programa de intervención educativa y la metodología seguir.

3-Valorar las expectativas del grupo con relación al programa.

Desarrollo:

Se inicia el primer encuentro explicándoles a los adultos mayores con enfermedad coronaria la importancia que tiene la investigación, los objetivos de la misma, así como la necesidad de lograr su participación de forma amena. Se aplicará el modelo de Consentimiento Informado (Anexo #1). Se realizará la presentación por parte del coordinador, dándoles la bienvenida, se procurará despertar el interés y la atención de las participantes, realizándose de manera sencilla y dinámica. Se aplicará el cuestionario inicial, se precisará el lugar y momento de los encuentros. Describiremos las características físicas y psicológicas de esta además de la:

- ✓ Presentación de los participantes con la técnica participativa "Yo soy ". Se presenta el examinador e indica que se presenten ellas diciendo quienes son, que hacen, nombres.
- ✓ Se escuchan opiniones, se intercambian ideas.

- ✓ Discusión en grupo: "¿Qué conoces sobre las enfermedades coronarias?

Técnica: Discusión grupal.
Evaluación: La coevaluación.
Conclusiones: Entregar tarjetas con una situación problémica para debatir en el próximo encuentro.
Tiempo: 60 minutos.

**Sesión # 2.**

Asunto: Principales factores de riesgo y su repercusión en la calidad de vida.

Objetivos:

1- Reflexionar acerca de los principales factores de riesgo modificables presentes en la población en estudio.

2- Determinar la repercusión de la coronariopatía en los adultos mayores con riesgos.

Desarrollo:

- ✓ Apertura: Comentario sobre la reunión anterior.
- ✓ Presentación del tema: Principales factores de riesgo y su repercusión en la calidad de vida.
- ✓ Se desarrollará la técnica participativa el carretel de hilos. Se comenzará con la punta y lanzando a cada adulto para dar opinión acerca de cuáles son los riesgos que conocen que pueden repercutir en su enfermedad.
- ✓ Se valorará la importancia de hacer cambios en el estilo de vida para aliviar los signos y síntomas de la enfermedad y evitar empeore.

Evaluación: La coevaluación.

Técnica: Discusión grupal.

Conclusiones: Establecer un encuentro de conocimiento "sabe más, quien lee más". dirigido a que los adultos mayores reconozcan los principales factores de riesgo y su repercusión en la calidad de vida.

Tiempo: 60 minutos.

**Sesión # 3.**

Asunto: Importancia de la adecuada alimentación.

Objetivos:

1-Determinar la importancia de mantener una dieta saludable que garantice la estabilidad de la patología de base durante y después de la intervención.

Desarrollo:

- ✓ Presentación del tema: Importancia de la adecuada alimentación.
- ✓ Se harán reflexiones sobre la importancia de mantener una dieta que incluya frutas y vegetales, cereales integrales, productos lácteos sin grasa o con bajo contenido de grasa y proteínas magras.
- ✓ Debatir sobre la importancia de evitar los alimentos con alto contenido de sodio, limitar la cantidad de grasas saturadas y colesterol en la dieta, por ser un factor de riesgo para la enfermedad de las arterias coronarias.
- ✓ Serán remitido a la consulta de nutrición, donde se le realizarán recomendaciones sobre la dieta, acorde a cada uno, según el riesgo que presente y el resultado de los complementarios, el dietista le ayudará a trabajar para lograr el peso ideal.

Evaluación: La coevaluación.
Técnica: Discusión grupal.
Conclusiones: Establecer el debate sobre los aportes positivos o negativos de la actividad, así como ventilar interrogantes, escuchar dudas, inquietudes y realizar aclaraciones acerca del tema que puedan quedar.

Tiempo: 60 minutos.

**Sesión # 4.**

Asunto: Actividad Física. ¿Cómo mantener el cuerpo saludable?

Objetivo:

1- Intercambiar opiniones sobre la importancia de mantenerse activo.

Desarrollo:

- ✓ Conversar sobre el encuentro anterior
- ✓ Presentación del tema: Actividad Física. ¿Cómo mantener el cuerpo saludable?
- ✓ Intercambiar opiniones sobre la importancia de la actividad aeróbica moderada para ayudar a mantener el resto del cuerpo saludable y en buen estado, lo que reduce las demandas en el músculo cardíaco.
- ✓ Se invitará a participar en un programa de caminatas elaborado por el autor y previamente coordinado con el profesor de cultura física del área.

Evaluación: La Coevaluación.

Técnica: Discusión grupal.

Conclusiones: Concluir con un participante que demuestre la importancia de los conocimientos adquiridos durante la exposición y ver qué fue lo más significativo e interesante.

Tiempo: 60 minutos.

**Sesión # 5.**

Asunto: Hábitos Tóxicos y sus efectos perjudiciales para la salud.

Objetivo:

1- Reflexionar acerca de las implicaciones para la salud si fumas o consumes bebidas alcohólicas.

Desarrollo:

- ✓ Presentación del tema: Hábitos Tóxicos y sus efectos perjudiciales para la salud.
- ✓ Debatir sobre la importancia de evitar el tabaquismo, ya que produce afectaciones a la salud como daño en los vasos sanguíneos, eleva la presión arterial, reduce la cantidad de oxígeno en la sangre y hace que tu corazón lata más rápido.
- ✓ Abordar aspectos generales (muchos desconocidos hasta ese momento por los participantes) que forman parte del amplio caudal de conocimientos sobre las implicaciones de la ingestión de bebidas alcohólicas si tienes afecciones cardíacas, ya que puede interactuar con los medicamentos, debilitar el músculo cardíaco e incrementar el riesgo de ritmos cardíacos anormales.

Evaluación: La coevaluación.

Técnica: Discusión grupal.

Conclusiones: Se realizará entrega de un plegable con aspectos referentes al tema tratado e invitación para el próximo encuentro.

Tiempo: 60 minutos.

**Sesión # 6.**

Asunto: Riesgos al asumir una conducta irresponsable en cuanto al incumplimiento del tratamiento farmacológico y no farmacológico.

Objetivo:

1-Intercambiar opiniones sobre el correcto cumplimiento y la adhesión a las recomendaciones terapéuticas establecidas.

Desarrollo:

- ✓ Presentación inicial del tema a tratar.
- ✓ Se reflexionará sobre los riesgos al asumir una conducta irresponsable en cuanto al incumplimiento del tratamiento farmacológico y no farmacológico.
- ✓ Escuchar criterios personales sobre sus principales experiencias en cuanto a adherencia terapéutica y su asociación con una notable mejoría en el pronóstico de la enfermedad.

Evaluación: La coevaluación.

Técnica: Discusión grupal.

Conclusiones: Escuchar dudas inquietudes y realizar aclaraciones.

Tiempo: 60 minutos.

**Sesión # 7.**

Asunto: Repercusión que en el ámbito económico y en el plano laboral producen las complicaciones y secuelas de una enfermedad descompensada.

Objetivos:

1- Reflexionar de manera crítica sobre algunas situaciones que se presentan en la vida cotidiana que conllevan a descompensar una enfermedad.

Desarrollo:

- ✓ Presentación inicial del tema a tratar.
- ✓ Debatir sobre las ventajas que tiene prevenir complicaciones y secuelas de una enfermedad descompensada, en la reducción de forma significativa de los reingresos hospitalarios, el ahorro de costes para el sistema sanitario y una relación coste-beneficio adecuada.

Evaluación: La coevaluación.

Técnica: Discusión grupal.

Conclusiones: Escuchar dudas inquietudes y realizar aclaraciones.

Tiempo: 60 minutos.

**Sesión # 8.**

Asunto: Evaluación final de la intervención educativa.

Objetivos:

1-Integrar los temas abordadas en el programa de intervención educativa.

2-Valorar la trascendencia de lo debatido y su utilidad para su vida futura.

Desarrollo:

- ✓ Recordatorio de todas las actividades que se realizaron.
- ✓ Reafirmar conocimientos sobre los temas impartidos. Aclarar dudas.
- ✓ Aplicaremos el cuestionario inicial nuevamente cuyo objetivo es la evaluación final de la intervención educativa.
- ✓ Seleccionar la que más le gustó mediante una técnica oculta que cada uno exprese en un abanico de papel la seleccionada como preferida.

Evaluación: La coevaluación.

Técnica: Discusión grupal.

Conclusiones: Se estimulará con libros que aborden el tema a los participantes. Se aplicará la técnica de positivo, negativo e interesante.

Tiempo: 60 minutos.

**ANEXO # 6:**

**Tabla No. 1** Distribución de adultos mayores con coronariopatías según edad y sexo. Consultorio Médico de la Familia # 6. Esperanza. Octubre 2018 a febrero 2021.

| Edad | Sexo | | | | Total | |
|---|---|---|---|---|---|---|
| | Masculino | | Femenino | | | |
| | No. | % | No. | % | No. | % |
| 60-64 | 1 | 6,3 | 2 | 9,5 | 3 | 8,1 |
| 65-69 | 2 | 12,5 | 2 | 9,5 | 4 | 10,8 |
| 70-74 | 5 | 31,3 | 6 | 28,6 | 11 | 29,7 |
| 75-79 | 2 | 12,5 | 2 | 9,5 | 4 | 10,8 |
| 80-84 | 1 | 6,3 | 4 | 19,0 | 5 | 13,5 |
| 85-89 | 3 | 18,8 | 1 | 4,8 | 4 | 10,8 |
| 90-94 | 1 | 6,3 | 3 | 14,3 | 4 | 10,8 |
| 95-99 | 1 | 6,3 | 1 | 4,8 | 2 | 5,4 |
| Total | 16 | 100,0 | 21 | 100,0 | 37 | 100 |

Fuente: Encuesta.

Edad Media X= 77,7 años S= 9,8 años

**ANEXO # 7:**

**Tabla No. 2**Distribución de adultos mayores con coronariopatías según escolaridad. Consultorio Médico de la Familia # 6. Esperanza. Octubre 2018 a febrero 2021.

| Escolaridad | No. | % |
|---|---|---|
| Iletrada | 3 | 8,1 |
| Primaria | 16 | 43,2 |
| Secundaria | 3 | 8,1 |
| Pre universitaria | 7 | 18,9 |
| Universitaria | 3 | 8,1 |
| Técnico medio | 5 | 13,5 |
| Total | 37 | 100,0 |

Fuente: Encuesta.

**Prueba Chi-cuadrado de bondad de ajuste**

Estadígrafo $X^2 = 20,9$

$p= 0,001$

$\alpha=0,05$

ANEXO # 8:

**Gráfico No. 1**Distribución de adultos mayores con coronariopatías según valoración nutricional antes y después de la intervención. Consultorio Médico de la Familia # 6. Esperanza. Octubre 2018 a febrero 2021.

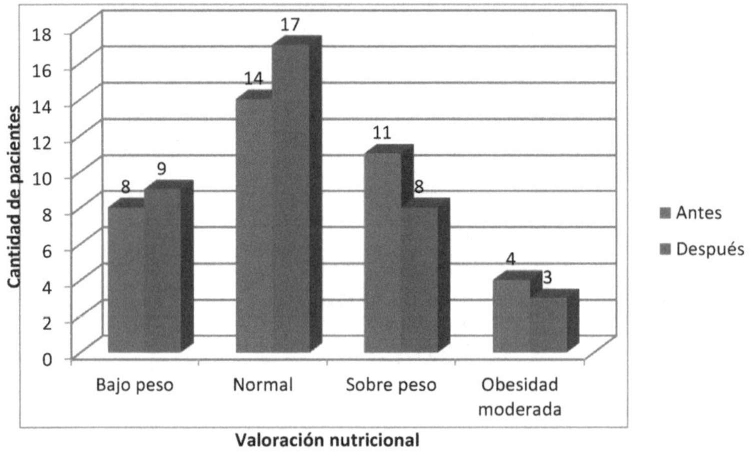


Fuente: Encuesta.

**Prueba de los rangos con signo de Wilcoxon**

Estadígrafo Z=2,44

p= 0,014

α= 0,05

**ANEXO # 9:**

**Tabla No. 3** Distribución de adultos mayores con coronariopatías según presión arterial y sexo. Consultorio Médico de la Familia # 6. Esperanza. Octubre 2018 a febrero 2021.

| | Sexo | | | | Total | |
|---|---|---|---|---|---|---|
| | Masculino | | Femenino | | | |
| Presión arterial | No. | % | No. | % | No. | % |
| Optima | 1 | 6,3 | 2 | 9,5 | 3 | 8,1 |
| Normal | 2 | 12,5 | 2 | 9,5 | 4 | 10,8 |
| Normal Alta | 3 | 18,8 | 2 | 9,5 | 5 | 13,5 |
| Estadio 1 | 7 | 43,8 | 7 | 33,3 | 14 | 37,8 |
| Estadio 2 | 2 | 12,5 | 6 | 28,6 | 8 | 21,6 |
| Estadio 3 | 1 | 6,3 | 2 | 9,5 | 3 | 8,1 |
| Total | 16 | 100,0 | 21 | 100,0 | 37 | 100,0 |

Fuente: Encuesta.
**Prueba Chi-cuadrado de Pearson**
Estadígrafo $X^2 = 2,23$
$p = 0,816$
$\alpha = 0,05$

**ANEXO # 10:**

**Tabla No. 4** Distribución de adultos mayores con coronariopatías según control de presión arterial antes y después de la intervención. Consultorio Médico de la Familia # 6. Esperanza. Octubre 2018 a febrero 2021.

| Control de la Tensión Arterial | Antes | | Después | |
|---|---|---|---|---|
| | No. | % | No. | % |
| Controlado | 7 | 18,9 | 25 | 67,6 |
| Parcialmente controlado | 19 | 51,4 | 11 | 29,7 |
| No controlado | 11 | 29,7 | 1 | 2,7 |
| Total | 37 | 100,0 | 37 | 100,0 |

Fuente: Encuesta.
**Prueba de los rangos con signo de Wilcoxon.**
Estadígrafo Z= 4,053
p= 0,000
α= 0,05

**ANEXO # 11:**

**Tabla No. 5** Distribución de adultos mayores con coronariopatías según actividad física antes y después de la intervención. Consultorio Médico de la Familia # 6. Esperanza. Octubre 2018 a febrero 2021.

| Actividad Física | Antes | | Después | |
|---|---|---|---|---|
| | No. | % | No. | % |
| No sedentarismo | 7 | 18,9 | 26 | 70,3 |
| Sedentario | 30 | 81,1 | 11 | 29,7 |
| Total | 37 | 100,0 | 37 | 100,0 |

Fuente: Encuesta.
**Prueba de McNemar.**
Estadígrafo $X^2 = 23,56$
$p= 0,000$
$\alpha= 0,05$

## ANEXO # 12:

**Gráfico No. 2** Distribución de adultos mayores con coronariopatías según cumplimiento del tratamiento antes y después de la intervención. Consultorio Médico de la Familia # 6. Esperanza. Octubre 2018 a febrero 2021.

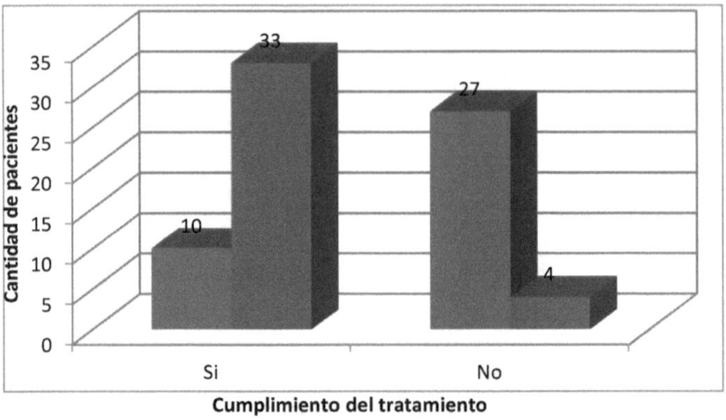


Fuente: Encuesta.

**Prueba de McNemar.**

Estadígrafo $X^2$=31,901

p= 0,000

α= 0,05

**ANEXO # 13:**

**Tabla No. 6** Distribución de adultos mayores con coronariopatías según hábito de fumar antes y después de la intervención. Consultorio Médico de la Familia # 6. Esperanza. Octubre 2018 a febrero 2021.

| Hábito de fumar | Antes | | Después | |
|---|---|---|---|---|
| | No. | % | No. | % |
| Si | 15 | 40,5 | 9 | 24,3 |
| No | 22 | 59,5 | 28 | 75,7 |
| Total | 37 | 100,0 | 37 | 100,0 |

Fuente: Encuesta

**Prueba de McNemar**

Estadígrafo $X^2$ =17,44

p= 0,031

α= 0,05

**ANEXO # 14:**

**Tabla No. 7** Distribución de adultos mayores con coronariopatías según consumo de alcohol antes y después de la intervención.Consultorio Médico de la Familia # 6. Esperanza. Octubre 2018 a febrero 2021.

| | Antes | | Después | |
|---|---|---|---|---|
| Consumo de alcohol | No. | % | No. | % |
| Si | 12 | 32,4 | 2 | 5,4 |
| No | 25 | 67,6 | 35 | 94,6 |
| Total | 37 | 100,0 | 37 | 100,0 |

Fuente: Encuesta

**Prueba de McNemar.**

Estadígrafo $X^2$ =8,756

p= 0,002

α= 0,05

**ANEXO # 15:**

**Tabla No. 8** Distribución de adultos mayores con coronariopatías según nivel de información antes y después de la intervención. Consultorio Médico de la Familia # 6. Esperanza. Octubre 2018 a febrero 2021.

| Nivel de conocimientos | Antes | | Después | |
|---|---|---|---|---|
| | No. | % | No. | % |
| Bien | 7 | 18,9 | 34 | 91,9 |
| Regular | 27 | 73,0 | 3 | 8,1 |
| Mal | 3 | 8,1 | 0 | 0,0 |
| Total | 37 | 100,0 | 37 | 100,0 |

Fuente: Cuestionario.

**Prueba de los rangos con signo de Wilcoxon.**
Estadígrafo Z= 5,303
p= 0,000
α= 0,01

**ANEXO # 16:**

**Tabla No. 9** Distribución de adultos mayores con coronariopatías según número de ingresos antes y después de la intervención. Consultorio Médico de la Familia # 6. Esperanza. Octubre 2018 a febrero 2021.

| Número de ingresos | Antes | | Después | |
|---|---|---|---|---|
| | No. | % | No. | % |
| Ninguno | 9 | 24,3 | 33 | 89,2 |
| Uno | 19 | 51,4 | 4 | 10,8 |
| Dos | 7 | 18,9 | 0 | 0,0 |
| Tres | 2 | 5,4 | 0 | 0,0 |
| Total | 37 | 100,0 | 37 | 100,0 |

Fuente: Encuesta

**Prueba de los rangos con signo de Wilcoxon.**

Estadígrafo Z=4,551

p= 0,000

FSC
www.fsc.org
MIX
Papier | Fördert gute Waldnutzung
FSC® C083411

Kolibri 360 GmbH
Ferdinand-Jühlke-Straße 7
99095 Erfurt, Deutschland
produktsicherheit@kolibri360.de

Druck:
CPI Druckdienstleistungen GmbH
im Auftrag der
Kolibri 360 GmbH
Ferdinand-Jühlke-Str. 7
99095 Erfurt